W0205055

Diabetes

MEDIZINISCHE UNIVERSITÄT WIEN

MANZ

DIABETES

Vorsorgen, rechtzeitig erkennen und richtig behandeln

von

Alexandra Kautzky-Willer und Yvonne Winhofer

MEDIZINISCHE UNIVERSITÄT WIEN

MANZ

Soweit im Folgenden personenbezogene Bezeichnungen nur in männlicher Form angeführt sind, beziehen sie sich auf Frauen und Männer in gleicher Weise (generisches Maskulin).

ISBN 978-3-214-00991-5

Telefon: (01) 531 61-0
E-Mail: verlag@manz.at
www.manz.at
Layout und Satz: www.petryundschwamb.com
Druck: FINIDR, s.r.o., Český Těšín

INHALT

VORWORT DER AUTORINNEN

Chronische Krankheiten verursachen in den westlichen Ländern zwei Drittel aller Todesursachen. Diabetes gehört dabei neben Herz-Kreislauf-Erkrankungen, Krebserkrankungen und chronischen Lungenerkrankungen zu den zehn häufigsten Todesursachen. Mittlerweile ist in Österreich fast jeder Zehnte betroffen. Diabetes stellt für die Betroffenen oft eine große Herausforderung dar, da die Erkrankung mit einer schlechteren Lebensqualität sowie körperlichen und seelischen Problemen verbunden sein kann. Das betrifft den Alltag, das Familienleben, das Sexual- und das Berufsleben. Zudem verursachen Diabetes und seine Folgeerkrankungen hohe Kosten im Gesundheitssystem.

Dabei ist es gerade beim Typ-2-Diabetes möglich, die Entstehung der Erkrankungen hinauszuzögern oder zu verhindern. Zumindest könnten viele beeinträchtigende Komplikationen, die sogar bis zum Verlust des Sehvermögens oder der Nierenfunktion führen können, verhindert oder vermindert werden. Der beste Umgang mit einer chronischen Erkrankung ist zu lernen, gut damit zu leben.

Die weltweit und auch in Österreich steigende Zahl von Neuerkrankungen, neue Therapiemöglichkeiten und vor allem die zahlreichen Fragen unserer Patienten haben uns dazu bewegt, diesen Ratgeber zu verfassen.

Ziel des Buches ist es, Sie dabei zu unterstützen, Ihr Erkrankungsrisiko – falls Sie gefährdet sind – deutlich zu reduzieren. Oder – falls Sie bereits erkrankt sind – Sie dabei zu unterstützen, möglichst lange gut und zufrieden mit der Erkrankung zu leben. Dazu sind Wissen, Kompetenz und Wille notwendig: Wer seine Erkrankung kennt, wird es leichter mit ihr aufnehmen können!

Auf eine einleitende kurze Beschreibung der Erkrankung Diabetes folgen Begriffserklärungen, die Ihnen dabei helfen werden, die Entstehungsmechanismen von Diabetes zu verstehen und gleichzeitig zu erkennen, warum Sie mit ganz einfachen Maßnahmen die Entstehung der Erkrankung verzögern bzw. den Krankheitsverlauf positiv beeinflussen können. Sie erfahren mehr zu den aktuellen Therapiemöglichkeiten sowie zu Kontrollen, Zielwerten und begleitenden Maßnahmen zur Diabetestherapie. Das wichtigste Ziel der Diabetestherapie – am besten unter Aufrechterhaltung einer guten Lebensqualität – ist die Verhinderung von Akut- und Spätkomplikationen, über die Sie ebenfalls detaillierte Informationen erhalten.

Wir wünschen Ihnen eine spannende Lektüre und vor allem Freude bei der Beschäftigung mit diesem wichtigen Thema!

Danksagung
Wir möchten uns bei jenen Kollegen bedanken, die ihre Expertise in diesen Ratgeber mit haben einfließen lassen: Priv.-Doz. Dr. Karin Schindler und Mag. Eva-Maria Hölzel (Ernährung bei Diabetes), Dr. Christian Lackinger (Bewegung) sowie ao. Univ.-Prof. Dr. Thomas Stulnig (Blutfette).

DIE AUTORINNEN

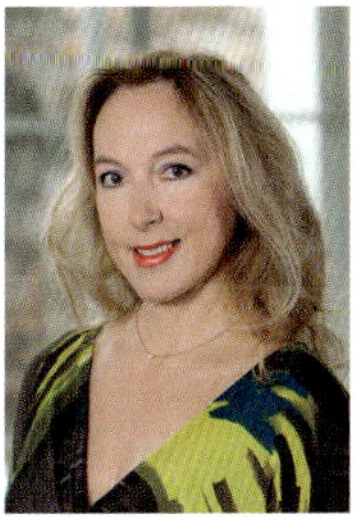

Alexandra Kautzky-Willer
ist (seit 2010) die erste Professorin für Gender Medicine in Österreich. Sie ist Expertin der Medizinischen Universität Wien auf dem Gebiet Endokrinologie und Stoffwechsel, wo geschlechtsspezifische Unterschiede besonders auffällig sind. Nach Promotion und Abschluss der Facharztausbildung „Innere Medizin" habilitierte sie sich 1997 an der Medizinischen Fakultät der Universität Wien. Von 2002 an war sie Leiterin der Diabetes-, Lipid- und Adipositas-Ambulanz, seit 2010 ist sie Leiterin der Gender Medicine Unit und seit 2014 Stellvertretende Leiterin der Universitätsklinik für Innere Medizin III der MedUni Wien. Ihre Forschungsschwerpunkte sind u.a. Schwangerschaftsdiabetes, geschlechtsspezifische Aspekte bei Adipositas, bei metabolischem Syndrom und bei Typ-1-Diabetes und Diabetes mellitus Typ 2.

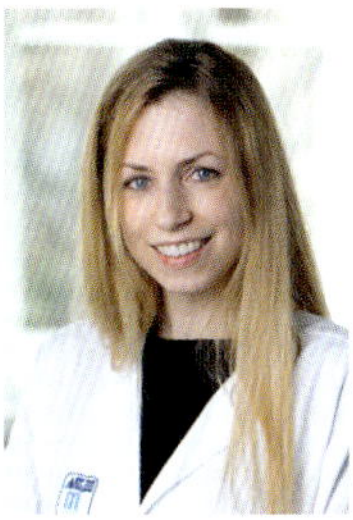

Yvonne Winhofer
absolvierte das Studium der Humanmedizin in Wien und Heidelberg sowie im Anschluss daran das PhD-Studium an der Medizinischen Universität Wien. Seit 2015 ist sie Fachärztin sowie habilitiert für das Fach Innere Medizin. Sie forscht an der Universitätsklinik für Innere Medizin III der MedUni Wien, ihre Forschungsschwerpunkte sind: Diabetes und Herz, Schwangerschaftsdiabetes sowie seltene endokrinologische Erkrankungen (Akromegalie) und angeborene Stoffwechselerkrankungen (Cystische Fibrose).

DIABETES – WAS IST DAS?

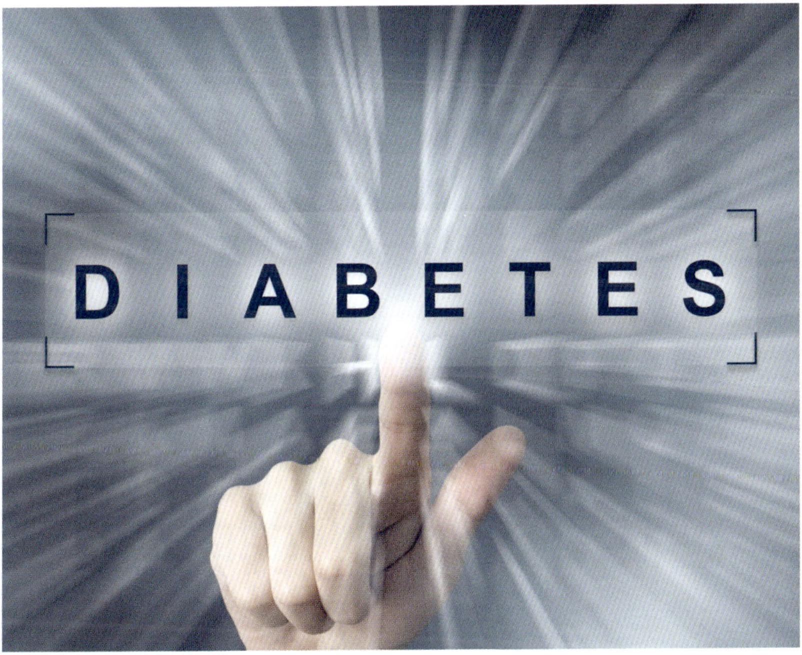

Abb. 1: 60 Millionen Menschen leiden europaweit an Diabetes, jeder Zehnte über 25 Jahre bekommt im weiteren Lebensverlauf Diabetes mellitus (Typ 2).

In diesem Kapitel finden Sie eine Definition sowie eine kurze Beschreibung von Diabetes. Um die Erkrankung Diabetes zu verstehen, sollte man sich einige Begriffe des Zuckerstoffwechsels aneignen, die im Folgenden leicht verständlich erklärt werden.

Diabetes ist nicht gleich Diabetes! Man unterscheidet vier verschiedene Formen, die sich vor allem durch ihre Pathophysiologie, also die Entstehungsmechanismen der Erkrankung, und in weiterer Folge auch in der Behandlung unterscheiden.

Da Typ-2-Diabetes die weitaus häufigste Diabetesform darstellt (> 90% aller Diabetiker sind von Typ-2-Diabetes betroffen), setzt auch dieser Ratgeber einen Schwerpunkt auf den Typ-2-Diabetes und bezieht sich mit seinen Empfehlungen vor allem auf diese Diabetesform; ist von einer anderen Diabetesform die Rede, wird explizit darauf hingewiesen.

DEFINITION UND KURZBESCHREIBUNG

Diabetes mellitus bezeichnet eine Gruppe von Stoffwechselerkrankungen, deren gemeinsames Merkmal die chronische Hyperglykämie darstellt. Unter Hyperglykämie versteht man erhöhte Zuckerkonzentrationen im Blut, also hohen Blutzucker.

Der Begriff Diabetes mellitus setzt sich aus dem griechischen Wort für „Durchfluss“ und dem lateinischen Wort mellitus für „honigsüß“ zusammen und bedeutet somit übersetzt „honigsüßer Durchfluss“. Diese Bezeichnung stammt von der ältesten Diagnosemöglichkeit des Diabetes mellitus, bei der Ärzte die Diagnose über eine Geschmacksprobe des Urins ihrer Patienten stellten. Da es beim Diabetes mellitus zu einer ausgeprägten Ausscheidung von Zucker über den Harn kommt, ist der Zuckergehalt im Harn hoch und der Urin somit süßlich. Interessanterweise macht sich gerade diesen Mechanismus, der früher zur Diagnose verwendet wurde – also dass ein Überschuss an Blutzucker über den Harn ausgeschieden werden kann –, eine neue Medikamentenklasse in der Diabetestherapie zu Nutze. Über eine vermehrte Harnausscheidung wird so der Blutzucker weiter gesenkt.

Umgangssprachlich wird der Diabetes mellitus als „Zuckerkrankheit“ bezeichnet, was ganz gut beschreibt, dass der ständig erhöhte Blutzucker nicht nur das Krankheitsmerkmal, sondern auch die Ursache der zahlreichen Folgeerkrankungen darstellt.

Diabetes mellitus beschreibt eine Gruppe von Stoffwechselerkrankungen, deren gemeinsames Merkmal der hohe Blutzucker ist, wobei die Ursachen ganz unterschiedlich sein können.

Diese Folgeerkrankungen oder diabetischen Spätkomplikationen sind auch der Grund, warum eine frühzeitige Diagnose und Therapie angestrebt werden. Der chronisch erhöhte Blutzuckerspiegel verursacht zwar keine Schmerzen, führt aber langfristig zu einer Schädigung der kleinen (diabetische Mikroangiopathie bzw. mikrovaskuläre Komplikationen) und großen (diabetische Makroangiopathie bzw. makrovaskuläre Komplikationen) Blutgefäße sowie der Nerven (diabetische Polyneuropathie). Die Folgen sind Augen- und Nierenschäden bis hin zum Nierenversagen und die Notwendigkeit einer Nierenersatztherapie (Dialyse, Transplantation) sowie offene Wunden an den Füßen, die sich über das gesamte Bein erstrecken können und nicht selten mit einer Amputation enden. Zudem haben Diabetiker ein ausgesprochen hohes Risiko für die Entwicklung von Herz-Kreislauf-Erkrankungen wie Herzinfarkt oder Schlaganfall.

Diese Horrorszenarien können verhindert werden, indem man die chronische Hyperglykämie in den Griff bekommt und versucht, den Blutzucker so gut wie möglich in den Zielbereich zu bekommen. Zudem sollten neben der Behandlung des Diabetes weitere Risikofaktoren wie Bluthochdruck, hohe Blutfette und Übergewicht optimal kontrolliert werden.

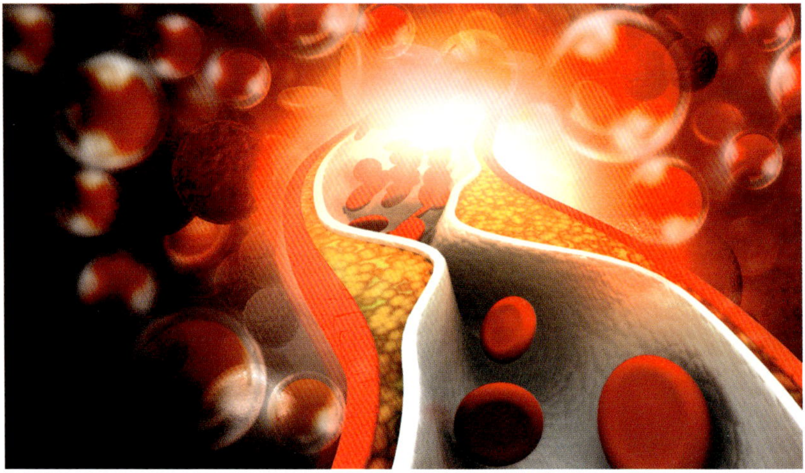

Abb. 2: Blutgefäß mit Ablagerungen – so genannten Plaques – aufgrund von Diabetes mellitus oder ungünstiger Blutfettwerte.

Dieser Ratgeber umfasst sämtliche Hintergründe, Vorbeugemaßnahmen und Therapiemöglichkeiten, die Ihnen als Patienten und/oder Angehörigen helfen werden, die Volkskrankheit Diabetes zu verstehen und den Alltag mit Diabetes zu meistern.

DIABETES VERSTEHEN – BEGRIFFSERKLÄRUNGEN

Wenn man sich mit dem Thema Diabetes mellitus auseinandersetzt, kommt man nicht daran vorbei, sich einige Begriffe des Zuckerstoffwechsels anzueignen. Dazu gehören

- die Glukose,
- die Hormone des Glukosestoffwechsels
- und nicht zuletzt das Pankreas, die Bauchspeicheldrüse.

GLUKOSE

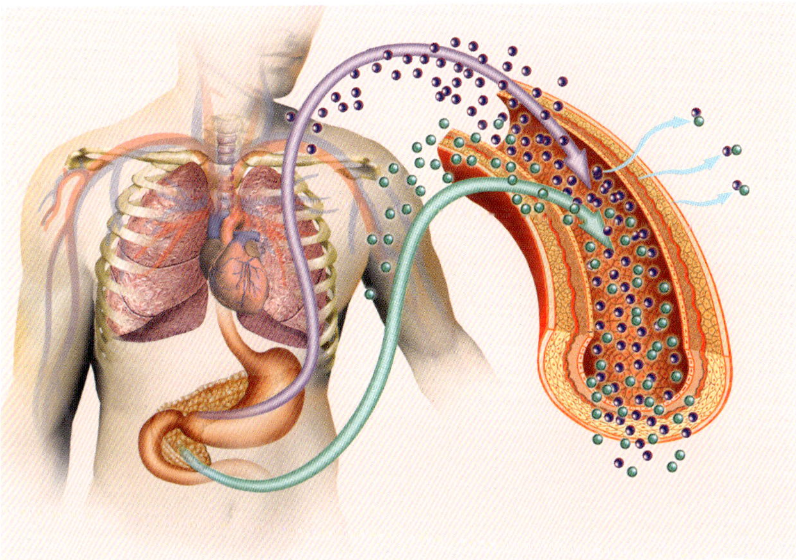

Abb. 3: Die durch die Nahrungsaufnahme freigesetzte Glukose bewirkt eine Insulinausschüttung aus der Bauchspeicheldrüse. Sowohl Glukose als auch das Insulin werden über das Blut zu den Organen transportiert, wo Insulin Glukose in die Zelle befördert.

Der Begriff Glukose steht für Zucker und ist aus chemischer Sicht nichts anderes als der bekannte Traubenzucker. Vom Begriff der Glukose leiten sich weitere Begriffe wie die Hyperglykämie (zu hoher Blutzucker) und die Hypoglykämie (zu niedriger Blutzucker) ab, wobei die Endung „-ämie" dafür steht, dass sich etwas „im Blut" befindet. Glukose gehört als Einfachzucker zur Gruppe der Kohlenhydrate, die neben Fett und Eiweiß die wichtigsten Energielieferanten unseres Körpers sind. Sämtliche Organe brauchen Glukose zur Energiegewinnung, vor allem unser Gehirn ist von der Glukosezufuhr abhängig.

Wenn man von Blutglukose – oder Blutzucker – spricht, meint man den im Blut befindlichen Zucker, der nach Aufnahme über den Darm zu den Zielorganen weitertransportiert wird. Die Blutglukosekonzentration wird beim Gesunden durch die Ausschüttung verschiedener Hormone in einem konstanten Bereich zwischen 70–160 mg/dl gehalten.

Nüchternglukose

Im Nüchtern-Zustand (Fasten) wird unser Blutzucker durch die sogenannten kontrainsulinären Hormone konstant auf 70–99 mg/dl gehalten, wobei bereits Werte im oberen Normbereich ein höheres Diabetesrisiko darstellen. Niedrigere Werte sind, solange sie keine Symptome hervorrufen, unbedenklich. Symptomatische Unterzuckerungen gibt es vor allem im Rahmen blutzuckersenkender Therapien oder durch einen Insulin-produzierenden Tumor, der aber extrem selten vorkommt. Die kontrainsulinären Hormone sorgen dafür, dass – auch wenn wir einige Zeit nichts essen – genügend Glukose zur Energiegewinnung zur Verfügung steht. Dies gelingt ihnen dadurch, dass sie Zucker aus Speicherquellen freisetzen und die Leber zur Neubildung von Zucker aus gespeicherten Vorstufen anregen. Letzteres wird als Glukoneogenese, also Neubildung von Glukose, bezeichnet.

Unter dem Begriff „Fasten" wird in der Medizin ein Zeitraum bezeichnet, in dem nicht gegessen wird, z. B. in der Nacht. Dieser Zeitraum beginnt dann, wenn die Mahlzeit davor bereits verdaut ist und der Körper auf Reserven zurückgreift. Dies ist ein physiologischer Prozess und hat nichts mit einer Fastenkur oder „Schlankheitsdiät" zu tun.

Postprandiale Glukose
Mit der Aufnahme von Nahrung, vor allem von Kohlenhydraten, steigt der Blutzuckerspiegel rasch an, was die Freisetzung von Insulin stimuliert. Insulin schleust den Blutzucker in die Zelle ein, wo er als Energielieferant benötigt wird. Die Hauptzielorte der Insulinwirkung sind die Leber und die Muskulatur. Das Gehirn, rote Blutkörperchen sowie das Nierenmark können die Glukose auch ohne die Hilfe des Insulins aufnehmen. Wird Glukose aus dem Blut in die Zellen aufgenommen, steigt dessen Konzentration in der Zelle an und fällt im Blut ab, wodurch der Blutzuckerspiegel sinkt.

INSULIN

Insulin ist **das** blutzuckersenkende Hormon (= Botenstoff) unseres Körpers. Es wird in den sogenannten Langerhans- oder beta-Zellen der Bauchspeicheldrüse gebildet und wie andere Hormone in die Blutbahn abgegeben. Über das Blut gelangt es an sämtliche Organe/Zellen unserer Körpers, wo es seine Aufgabe als Botenstoff wahrnimmt. Die Hauptaufgabe des Insulins ist es, die „Tore der Zellen“ zu öffnen, damit die Glukose – also der Zucker – aus dem Blut in die Zelle aufgenommen werden kann. Dort wird sie als Energielieferant benötigt. Steht der Zelle genügend Zucker zur Verfügung und wird dieser momentan nicht gebraucht, wird er gespeichert. Verschwindet der Zucker aus dem Blut in die Zelle, sinkt die Blutzuckerkonzentration. Fehlt Insulin oder ist seine Wirkung herabgesetzt, besteht ein Insulinmangel. Die Folge des Insulinmangels ist, dass der Zucker im Blut bleibt und seine Konzentration ansteigt. Es kommt zur sogenannten Hyperglykämie.

Aufgaben des Insulins:

- Aufnahme von Glukose in die Zelle
- bremst den Abbau der Zuckerspeicher
- fördert den Aufbau der Zuckerspeicher
- hemmt den Fettabbau
- spielt eine Rolle bei der Appetitregulation
- Wachstumsfaktor (Aufbau von Muskel- und Fettgewebe)

Insulin wird in hormonproduzierenden Zellen der Bauchspeicheldrüse gebildet und führt zur Aufnahme des Zuckers aus dem Blut in die Zellen, wodurch es zur Normalisierung der Blutzuckerkonzentration kommt. Es ist *das* blutzuckersenkende Hormon unseres Körpers. Darüber hinaus erfüllt Insulin auch wichtige Funktionen im Eiweiß- und Fettstoffwechsel.

KONTRAINSULINÄRE HORMONE

Insulin hat zahlreiche Gegenspieler, deren Ziel es ist, den Blutzucker zu erhöhen, wenn der Körper Energie in Form von Glukose braucht. Dies geschieht beim Fasten, wenn wir keine Nahrung zu uns nehmen, z. B. in der Nacht, aber auch in Situationen mit erhöhtem Energiebedarf, z. B. in Stresssituationen. Deshalb ist es nicht verwunderlich, dass Stresshormone wie die Katecholamine (Adrenalin, Noradrenalin) und Cortisol neben Wachstumshormon und Glukagon wichtige kontrainsulinäre Hormone darstellen.

Zu den **kontrainsulinären Hormonen** zählen:

- **Glukagon** wird wie Insulin in hormonproduzierenden Zellen der Bauchspeicheldrüse (den sogenannten alpha-Zellen) gebildet und führt zu einer Freisetzung von Glukose aus den Zuckerspeichern der Leber, stimuliert die Neubildung von Glukose aus Vorstufen und hemmt die Ausschüttung von Insulin, sodass der Zuckerspiegel nicht wieder fällt.

Wichtig: Deshalb wird im Fall einer schweren Unterzuckerung auch Glukagon notfallmäßig unter die Haut oder in den Muskel gespritzt. Jeder Diabetiker und seine Angehörigen sollten über den richtigen Gebrauch informiert sein.

- **Katecholamine** (Adrenalin, Noradrenalin) sind Stresshormone, die im Nebennierenmark gebildet werden.

- **Cortisol** wird in der Nebennierenrinde gebildet und erfüllt zahlreiche Aufgaben im Körper. Neben seiner blutzuckerhebenden (kontrainsulinären) Wirkung hat es auch einen ausgesprochen immunsuppressiven Effekt, der in der Medizin oft ausgenützt wird. So wird es bei überschießenden Reaktionen des Immunsystems und zur Verhinderung einer Abstoßung von Organtransplantaten angewendet. Eine Nebenwirkung dieser cortisonhaltigen Arzneimittel ist, dass sie zum Blutzuckeranstieg und zur Entstehung eines sogenannten Glukokortikoid-induzierten Diabetes führen können. Dazu kann es aber auch durch eine körpereigene Überproduktion von Cortisol im Rahmen eines sogenannten Cushing-Syndroms kommen.

- **Wachstumshormon** wird in der Hirnanhangsdrüse gebildet und bei einem Blutzuckerabfall ausgeschüttet. Während es im Erwachsenenalter vor allem seine Funktion als kontrainsulinäres Hormon wahrnimmt, ist es im Kindes- und Jugendalter essenziell für das Längenwachstum. Seltene Erkrankungen mit Wachstumshormonmangel oder -überschuss (Akromegalie) gehen regelmäßig mit Erkrankungen des Zuckerstoffwechsels einher.

Die kontrainsulinären Hormone bewirken eine Blutzuckersteigerung, indem sie Glukose aus Zuckerspeichern (der Leber und Muskulatur) freisetzen und die Neubildung von Glukose aus Vorstufen anregen. Sie sind auch der Grund, warum viele Patienten vor allem vormittags (gegen 9 Uhr, also nach dem Frühstück) einen besonders hohen Blutzucker bzw. Insulinbedarf aufweisen.

PANKREAS (= DIE BAUCHSPEICHELDRÜSE)

„Hinterm Magen ist noch was und das ist das Pankreas." Dieser Satz hilft seit Generationen Studierenden von Gesundheitsberufen, sich die Lage dieses Organs im Körper vorzustellen. Das Pankreas ist ein ca. 16–20 cm langes, 3–4 cm breites und 1–2 cm dickes keilförmiges Drüsenorgan, dessen Aufgabe sich in zwei wesentliche Funktionen unterteilen lässt: Der sogenannte exokrine (nach außen abgebende) Teil des Pankreas produziert Verdauungssäfte, die uns bei der Verdauung der Nahrung, vor allem bei der Eiweiß- und Fettverdauung, helfen. Diese Verdauungssäfte werden in das Darmlumen (nach außen) abgegeben, helfen bei der Aufnahme der wichtigen Nahrungsbestandteile ins Blut und werden mit den Überresten über den Stuhl ausgeschieden.

Im Gegensatz dazu gibt der endokrine Teil des Pankreas seine Produkte (= Hormone) ins Blut (also nach innen) ab, wo sie als Botenstoffe an ihre Zielorgane gelangen. Dazu zählen neben Insulin und Glukagon weitere Hormone, die ebenfalls in die Verdauung eingebunden sind. Die Bauchspeicheldrüse ist somit für die Regulation unseres Blutzuckerspiegels ganz essenziell. Dies erklärt auch, warum es bei Erkrankungen der Bauchspeicheldrüse (Entzündungen, Tumore etc.) häufig zur Entwicklung eines Diabetes mellitus kommt.

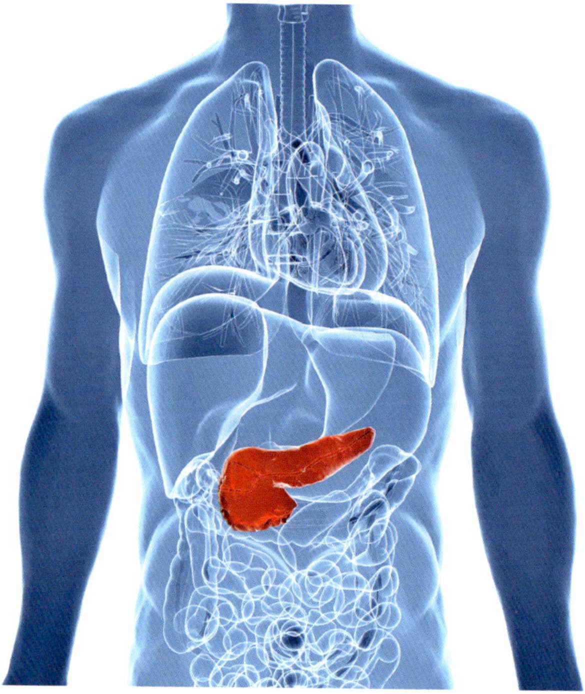

Abb. 4: Die Bauchspeicheldrüse produziert wichtige Verdauungsenzyme für die Eiweiß- und Fettverdauung sowie Hormone, die zur Blutzuckerregulierung beitragen.

DIABETESFORMEN UND KLASSIFIKATIONEN

Bei der Klassifikation von Diabetes werden vier Formen unterschieden, die sich in ihrer Häufigkeit, ihren Entstehungsmechanismen und in der Therapie voneinander abgrenzen:

- Typ-1-Diabetes (ca. 5% aller Diabetiker),
- Typ-2-Diabetes (> 90% aller Diabetiker),
- Gestationsdiabetes (ca. 15% aller Schwangeren) und
- andere spezifische Diabetesformen (< 5% aller Diabetiker).

DIABETES MELLITUS TYP 1

Beim Diabetes mellitus Typ I (kurz: Typ-1-Diabetes, T1DM) handelt es sich um eine Autoimmunerkrankung, bei der es zur Zerstörung der insulinproduzierenden Zellen der Bauchspeicheldrüse durch die körpereigene Abwehr kommt. Wenn mehr als 80% der sogenannten beta-Zellen zerstört sind, kommt es zur Manifestation mit den typischen Symptomen

- Hyperglykämie (hoher Blutzucker),
- Polyurie (häufiges Harnlassen),
- Polydipsie (vermehrtes Trinken),
- Gewichtsverlust.

Beim Typ-1-Diabetes besteht ein **absoluter Insulinmangel.** Das bedeutet, dass Insulin zugeführt werden muss. Tabletten sind nicht wirksam. Die Insulintherapie muss lebenslang durchgeführt werden. Ein Weglassen des Insulins kann zur lebensbedrohlichen Situation der sogenannten Ketoazidose führen. Denn durch den Insulinmangel läuft der Fettabbau ungebremst, was zu einem massiven Anstieg der Fettsäuren im Blut und in weiterer Folge zur Bildung sogenannter Ketonkörper führt; diese führen zu einer gefährlichen Übersäuerung des Blutes (Azidose).

Der T1DM wird auch als juveniler Diabetes bezeichnet, da er sich meist in der Kindheit oder im jungen Erwachsenenalter manifestiert. Es gibt aber auch eine Sonderform, den sogenannten LADA-Diabetes (engl.: Latent Autoimmune Diabetes in Adults), der durch Auftreten im Erwachsenenalter gekennzeichnet ist.

Die Diagnose eines Typ-1-Diabetes kann über die Bestimmung diabetesspezifischer Antikörper aus dem Blut gesichert werden. Zu diesen Antikörpern zählen:

- Antikörper (AK) gegen Glutamatdecarboxylase
- Antikörper gegen IA2 (Tyrosin-Phosphatase IA2)
- Antikörper gegen Insulin

Die Bestimmung dieser Antikörper eignet sich auch in Fällen, bei denen unklar ist, ob es sich um einen Typ-1- oder Typ-2-Diabetes handelt, z. B. bei Personen nach dem 30. Lebensjahr.

Menschen, die an einer Autoimmunerkrankung wie einem Typ-1-Diabetes leiden, neigen zur Entwicklung weiterer Autoimmunerkrankungen. So kommt es bei Typ-1-Diabetikern häufig zur Entwicklung einer Schilddrüsenunterfunktion (Autoimmunthyreoiditis) und gelegentlich zu einer Nebenniereninsuffizienz (Morbus Addison) oder einer Zöliakie. Deshalb ist es wichtig, andere Autoimmunerkrankungen – insbesondere bei Symptomen wie Gewichtsveränderungen, Kollapsneigung und Schwäche oder Stuhlveränderungen – durch weitere Antikörperbestimmung auszuschließen.

DIABETES MELLITUS TYP 2

Der Diabetes mellitus Typ 2 (kurz: Typ-2-Diabetes, T2DM) ist mit einer Häufigkeit von über 90% die häufigste Diabetesform. Früher wurde diese Diabetesform als „Alterszucker“ bezeichnet; diese Bezeichnung sollte jedoch nicht mehr verwendet werden, da bereits Kinder und Jugendliche an T2DM erkranken können. Typ-2-Diabetes entsteht durch eine fortschreitende Abnahme der Insulin-Sekretion als Folge einer jahrelangen Insulinresistenz.

Insulinresistenz bedeutet eine herabgesetzte Empfindlichkeit der Zellen des Körpers gegenüber der blutzuckersenkenden Wirkung des Insulins. Insulin ist zwar vorhanden, kann aber nicht vollständig wirken. Anfangs versucht der menschliche Körper diese Insulinresistenz mit einer gesteigerten Insulinproduktion und -ausschüttung auszugleichen, was über die Jahre jedoch nachlässt, sodass es auch beim T2DM zur Entwicklung eines Insulinmangels kommt, auch wenn dieser nur relativ ist (im Gegensatz zum absoluten Insulinmangel beim Typ-1-Diabetes).

Da der Typ-2-Diabetes die häufigste Diabetesform darstellt, wird in diesem Ratgeber ein Schwerpunkt auf diese Diabetesform gelegt und implizit bei der Bezeichnung Diabetes/Diabetiker auf diese Form verwiesen.

Die Entwicklung der Insulinresistenz lässt sich noch nicht bis ins Detail erklären, jedoch ist klar, dass – bei einer gewissen erblichen Veranlagung – Bewegungsmangel und Übergewicht zur Entwicklung einer Insulinresistenz führen. Abb. 6 auf Seite 33 veranschaulicht dies im Detail.

Der Körper versucht anfangs, die Insulinresistenz mit einer Steigerung der Insulinausschüttung (= Insulinsekretion) zu kompensieren, um den Blutzuckerspiegel konstant bzw. im Normbereich zu halten. Gelingt es dem Körper nicht, die Insulinausschüttung ausreichend zu steigern, entsteht ein relativer Insulinmangel und es kommt in Folge zur Hyperglykämie. Die Fähigkeit des Körpers, die Insulinausschüttung zu steigern, ist von Mensch zu Mensch sehr unterschiedlich. So weisen Menschen, die ein hohes Risiko für die Entwicklung eines Diabetes haben, einen sogenannten Insulin-Sekretionsdefekt auf, der angeboren bzw. vererbt ist. **Dieser Insulin-Sekretionsdefekt gilt neben der Insulinresistenz als wesentlicher Mechanismus bei der Entstehung des Typ-2-Diabetes.**

Vor allem bei Frauen, die im Rahmen einer Schwangerschaft einen Schwangerschaftsdiabetes entwickeln, ist bekannt, dass sie einen Insulin-Sekretionsdefekt aufweisen, der durch die erhöhte Insulinresistenz in der Schwangerschaft entdeckt wird. Andererseits sind auch gerade stark übergewichtige Frauen, die aufgrund des Übergewichts bereits vor der Schwangerschaft eine ausgeprägte Insulinresistenz aufwiesen, besonders gefährdet.

Letztlich liegt es immer am Gleichgewicht von Insulinempfindlichkeit und Insulinproduktion, ob der Blutzuckerspiegel im Normbereich gehalten werden kann.

Bei der Behandlung des Typ-2-Diabetes wird gezielt auf die Verbesserung der Insulinsensitivität (= Bekämpfung der Insulinresistenz) und Steigerung der Insulinausschüttung gesetzt. Kommt es mit der Zeit trotz Therapie mit körperlicher Aktivität, ausgewogener Ernährung und blutzuckersenkenden Tabletten zu einer Zunahme des (relativen) Insulinmangels, ist auch beim Typ-2-Diabetes die Insulintherapie indiziert.

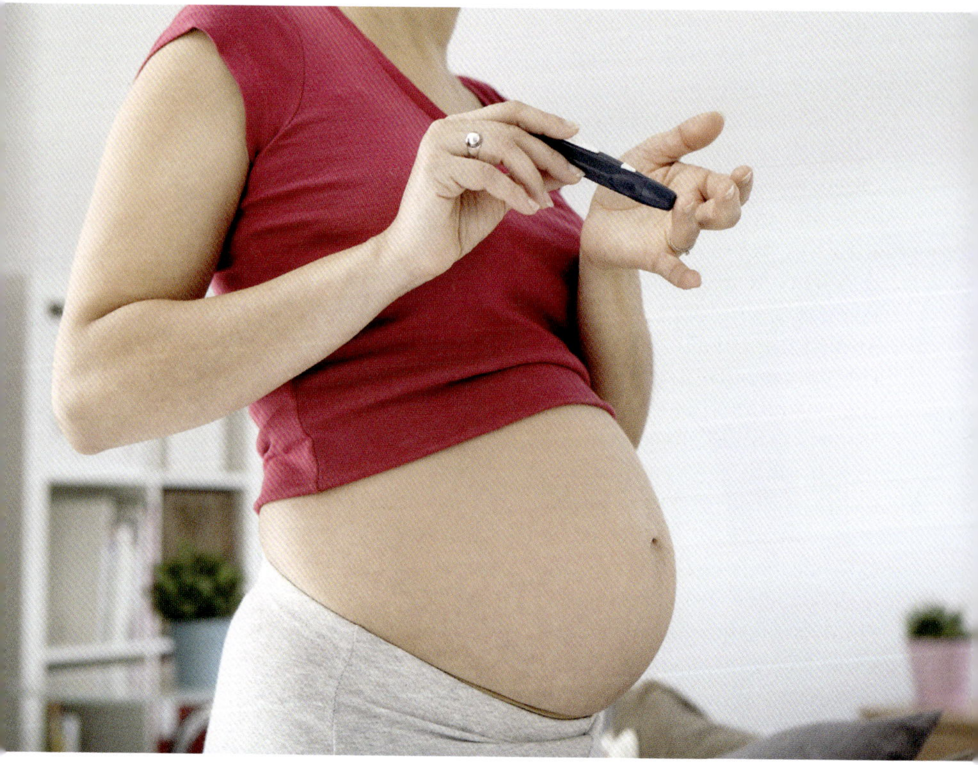

Abb. 5: Schwangerschaftsdiabetes gilt als Risikofaktor für die spätere Entwicklung eines Typ-2-Diabetes.

GESTATIONSDIABETES

Unter dem Gestationsdiabetes (= Schwangerschaftsdiabetes) versteht man eine erstmals in der Schwangerschaft festgestellte diabetische Stoffwechsellage, die in der zweiten Hälfte der Schwangerschaft auftritt und nach der Geburt in den meisten Fällen wieder verschwindet. Er gilt als Risikofaktor für die spätere Entwicklung eines Typ-2-Diabetes.

Nähere Informationen finden Sie im Kapitel „Diabetes und Schwangerschaft".

ANDERE SPEZIFISCHE DIABETESFORMEN

Die vierte Gruppe der Diabetesformen beschreibt jene, die im Rahmen anderer Erkrankungen oder als Folge einer Therapie auftreten. Dazu zählen:

- Diabetes im Rahmen hormoneller Erkrankungen
  - Cushing-Syndrom: Überproduktion von Cortisol
  - Akromegalie: Überproduktion von Wachstumshormon
  - Schilddrüsenfunktionsstörungen
- Post-Transplant-Diabetes: Hohe Dosen an Cortisol und immunsuppressiven Medikamenten führen zu einer diabetogenen (also die Diabetes-Entstehung fördernde) Stoffwechsellage
- Diabetes bei zystischer Fibrose, einer angeborenen Stoffwechselerkrankung
- Medikamenteninduzierter Diabetes

Zu den Medikamenten, die das Diabetesrisiko erhöhen können, zählen

- Glukokortikoide (Cortison)
- orale Kontrazeptiva („die Pille")
- Blutdruckmedikamente
- Statine (Cholesterinsenker)
- Medikamente zur Behandlung von HIV
- immunsuppressive Medikamente, die zur Verhinderung einer Abstoßung nach einer Transplantation eingenommen werden müssen

Auch wenn einigen blutdruck- und cholesterinsenkenden Medikamenten ein höheres Diabetesrisiko nachgesagt wird, wird ihre Einnahme bei Diabetikern trotzdem empfohlen, da ihr positiver Effekt auf die Verhinderung von Herz-Kreislauf-Erkrankungen das erhöhte Diabetesrisiko deutlich überwiegt. Einer möglichen (meist geringen) Stoffwechselverschlechterung kann durch entsprechende Therapieanpassung entgegengewirkt werden.

ZUSAMMENFASSUNG

Unter Diabetes versteht man eine Stoffwechselerkrankung mit chronisch erhöhten Blutzuckerwerten, wobei die Ursache der Blutzuckererhöhung in einem absoluten oder relativen Insulinmangel liegt.

Die Bauchspeicheldrüse spielt eine wichtige Rolle bei der Verdauung der Nahrung und bei der Blutzuckerregulation.

Die vier verschiedenen Diabetesformen unterscheiden sich in ihrer Entstehung und in weiterer Folge auch in der Behandlung. Die Basis – Lebensstiltherapie – ist aber für alle Formen gültig.

WIE ENTSTEHT DIABETES?

Diabetes entsteht als Folge eines absoluten oder relativen Insulinmangels. Bei Letzterem ist Insulin zwar vorhanden, aber entweder nicht ausreichend oder in seiner Wirkung eingeschränkt (Insulinresistenz).

Im folgenden Kapitel wird auf die Entstehungsmechanismen von Typ-2-Diabetes näher eingegangen. Zwei wesentliche Mechanismen führen zur Entwicklung eines relativen Insulinmangels, dessen Folge die Hyperglykämie, der hohe Blutzucker, ist. Diese Mechanismen werden mit den Begriffen „Insulinresistenz" und „Insulin-Sekretionsdefekt" bezeichnet.

Übergewicht und Bewegungsmangel gelten als Hauptrisikofaktoren für die Entwicklung von Typ-2-Diabetes. In diesem Kapitel erfahren Sie, warum Übergewicht und Bewegungsmangel gerade in unserem Zeitalter so häufig und zu einem echten gesellschaftlichen und gesundheitlichen Problem geworden sind.

INSULINRESISTENZ

Der wohl wichtigste Begriff in Zusammenhang mit dem Typ-2-Diabetes ist die Insulinresistenz. Diese beschreibt eine herabgesetzte Empfindlichkeit der Insulin-Zielorgane (vor allem Leber und Muskulatur) auf die Insulinwirkung. Das bedeutet, Insulin ist zwar vorhanden, kann aber seine Aufgaben nicht erfüllen, da seine Wirkung an der Zelle blockiert wird. Deshalb besteht beim Typ-2-Diabetes ein sogenannter relativer Insulinmangel. Unser Körper reagiert darauf mit einer Steigerung der Insulin-Produktion, um die Zellen durch das Überangebot an Insulin zu überlisten – das geht jedoch nur eine Zeit lang gut. Irgendwann ist die Insulinproduktion im Verhältnis zur Insulinresistenz so stark reduziert, dass der Blutzucker nicht mehr adäquat gesenkt werden kann. Die Folge ist die Hyperglykämie.

WIE ENTSTEHT EINE INSULINRESISTENZ?

Insulinresistenz ist die Folge der Kombination aus Bewegungsmangel, Übergewicht, Stress (körperlicher, psychischer, Rauchen, Schlafmangel), die bei einer gewissen erblichen Veranlagung entsteht. Dies erklärt auch, warum es übergewichtige Menschen ohne Diabetes und nur leicht übergewichtige Menschen mit Diabetes gibt.

Man nimmt an, dass sich Bewegungsmangel negativ auf den Stoffwechsel der Muskulatur auswirkt und zu Stoffwechselveränderungen führt, die dem Insulin entgegenwirken, vereinfacht gesagt: „Ein Muskel, der sich nicht bewegt, braucht kaum Energie und wehrt ein durch übermäßige Ernährung entstehendes Überangebot von Glukose ab.“

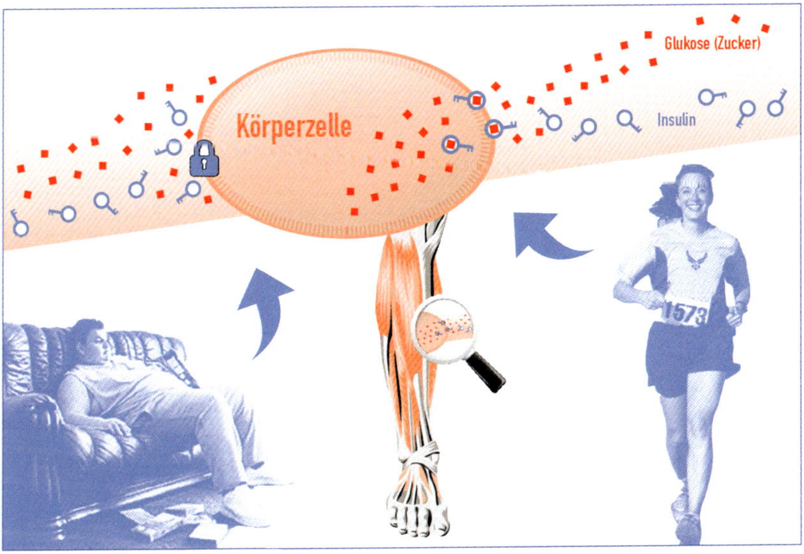

Abb. 6: Die Entstehung der Insulinresistenz (vereinfacht dargestellt): Durch Muskelbetätigung (hier: Laufen) bleiben die Zellen empfindlich gegenüber der Wirkung von Insulin, denn der Muskel benötigt die Energie in Form von Glukose, die über die Insulinwirkung in die Zelle geschleust wird. Bei Bewegungsmangel (hier: „Couch potato“) braucht der Muskel deutlich weniger Energie und wehrt das überschüssige Glukoseangebot ab, indem er verhindert, dass Insulin die Glukose in die Zelle befördert (= Insulinresistenz).

SEKRETIONSDEFEKT

Von einem Insulin-Sekretionsdefekt spricht man, wenn der Körper bzw. die Bauchspeicheldrüse die Insulinausschüttung nicht dem Bedarf entsprechend steigern kann.

Untersuchungen haben gezeigt, dass bei Menschen mit Diabetes die Insulinausschüttung in Relation zur Insulinresistenz vermindert ist. Die Insulinausschüttung kann also nicht adäquat gesteigert werden, um den Blutzuckerspiegel im Normbereich zu halten.

Dieser Sekretionsdefekt dürfte auf eine gewisse Veranlagung zurückzuführen und somit vererbbar sein. Diese Annahme wird durch genetische Untersuchungen bestätigt, die gezeigt haben, dass bei Patienten mit Typ-2-Diabetes vor allem jene Gene betroffen sind, die eine wichtige Rolle bei der Insulinsekretion spielen.

Typ-2-Diabetes entsteht durch die Kombination von Insulinresistenz mit einem Sekretionsdefekt.

ÜBERGEWICHT UND BEWEGUNGSMANGEL

Die Tatsache, dass Übergewicht und Typ-2-Diabetes in unserer Gesellschaft rasant zunehmen, hat viel mit unserem Alltag zu tun.

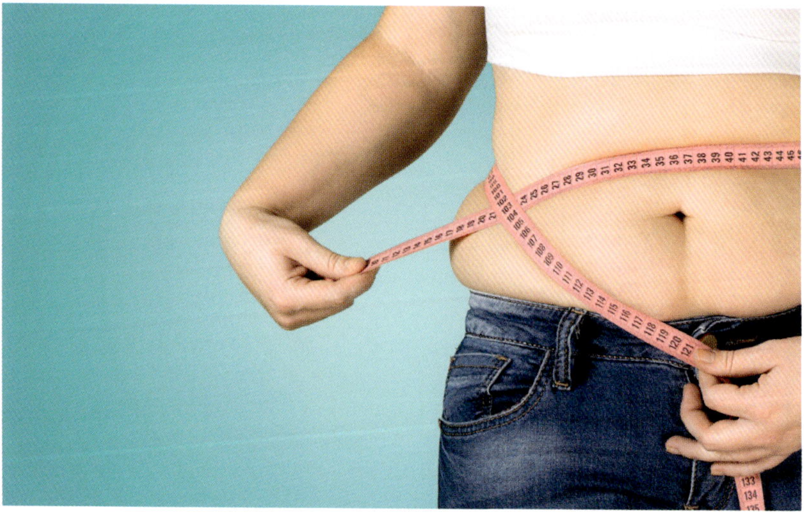

Abb. 7: Übergewicht und Bewegungsmangel gelten als Hauptrisikofaktoren für die Entwicklung von Typ-2-Diabetes.

Sitzende Tätigkeiten im Beruf (Stichwort „Bürojob“) gefolgt von Hobbys, die ebenfalls im Sitzen absolviert werden (Fernsehen, Kino etc.), nicht zu vergessen unsere Fortbewegungsmittel (Auto, öffentliche Verkehrsmittel) – wir müssen uns im Alltag kaum bewegen. Das ist bequem und wenig anstrengend; mit der Abnahme der körperlichen Bewegung hat jedoch nicht die täglich aufgenommene Energie- bzw. Kalorienmenge abgenommen. Im Gegenteil, wir haben jederzeit Zugang zu kalorien- und zuckerreicher Ernährung. Eine vermehrte Energiezufuhr durch die Nahrung bei gleichzeitig geringerem Energieverbrauch (durch Muskelarbeit/Bewegung) endet in einer positiven Energiebilanz. Diese überschüssige Energie in Form von (Kilo-)Kalorien wird als Fett gespeichert. Es kommt zur Gewichtszunahme.

Die Gewichtszunahme ist Folge einer positiven Energiebilanz:
Energiezufuhr > Energieverbrauch

Oder vereinfacht gesagt:
Essen > Bewegung

WOHER KOMMT DIE ÜBERSCHÜSSIGE ENERGIE?

Versteckte Zucker und Fette sind ein Hochrisikofaktor für die Entstehung von Übergewicht. Uns ist oft nicht bewusst, wie viel Energie in Form von Zucker und Fett wir zu uns nehmen. Wussten Sie, dass ein Liter Limonade (sog. Softdrinks) im Durchschnitt 370 kcal enthält? Das ist so viel wie ein Stück Kuchen!

Steigende Portionsgrößen werden ebenfalls für die Gewichtszunahme in unserer Gesellschaft verantwortlich gemacht (Abb. 8 ff). Kennen Sie die Frage „Klein, mittel oder groß?“ Nun, wenn man hungrig ist, neigt man schon einmal dazu, diese Frage mit „groß“ zu beantworten, auch wenn einem die kleine Portion Pommes frites auch gereicht hätte. Dies gilt aber nicht nur für Fast Food. Auch Heißgetränke („Coffee to go“), Limonaden, Popcorn im Kino usw. werden immer größer. Wollen Sie wirklich einen halben Liter Caffè Latte trinken? Und das im Supermarkt angepriesene Doppelpack Kekse ist vielleicht gut fürs „Börserl“, mit Sicherheit jedoch nicht für die Hüfte oder den Bauch.

Damit Sie diese zusätzlichen Kalorien verbrauchen, müssen Sie sich körperlich betätigen – um zusätzliche 300 kcal zu verbrennen, müssten Sie z.B. 90 Minuten staubsaugen.

Zahlreiche „Light"-Produkte sind zwar fettreduziert, aber reich an Zucker, da Fett und Zucker nun einmal Geschmacksträger sind!

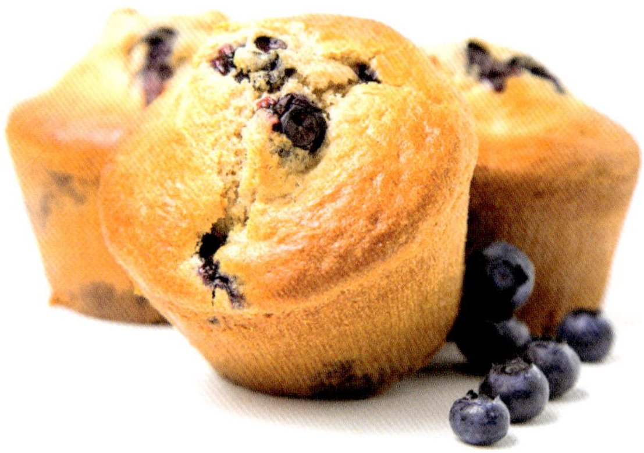

Abb. 8: Heutzutage hat eine Portion Muffin rund 500 Kalorien, vor 20 Jahren waren es noch ca. 200. Um das abzubauen, müsste man mindestens 90 Minuten staubsaugen. Auch bei anderen Portionsgrößen zeigen die folgenden Abbildungen, dass die Kalorienmenge deutlich zugenommen hat.

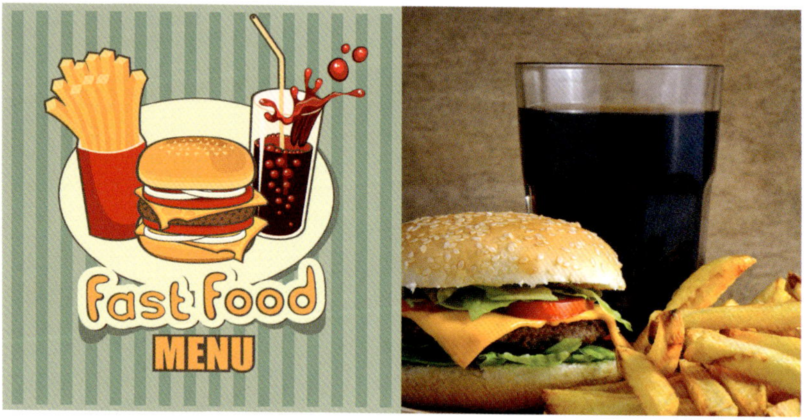

Abb. 9: 1955: 600 kcal / jetzt: 940 kcal

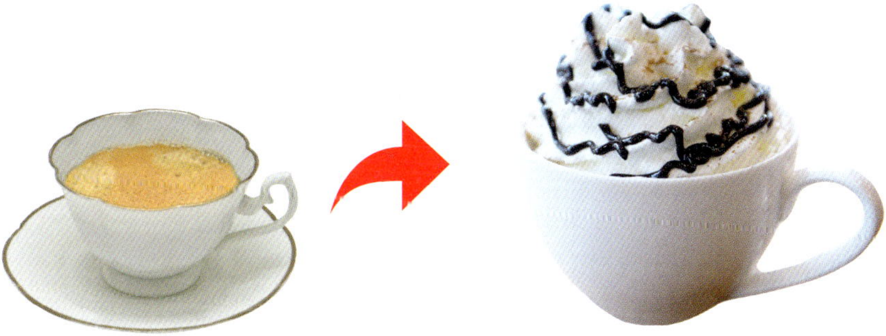

Abb. 10.: 1996: 45 kcal / jetzt: bis zu 350 kcal

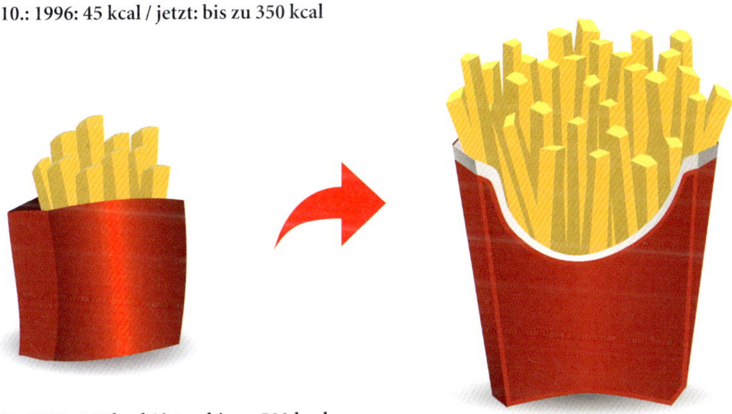

Abb. 11: 1955: 240 kcal / jetzt: bis zu 500 kcal

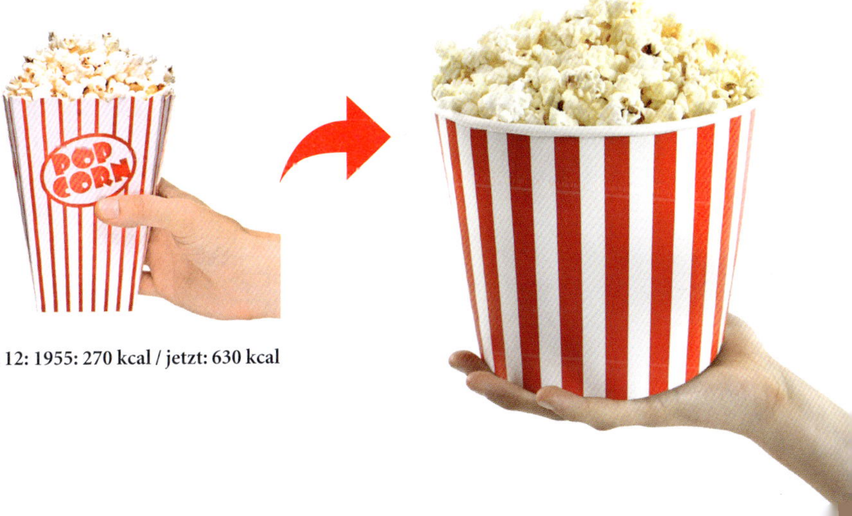

Abb. 12: 1955: 270 kcal / jetzt: 630 kcal

Unsere Umwelt sowie das Lebensmittel- und Freizeitangebot sind leider – besonders in Ballungsräumen – adipogen und diabetogen (also dickmachend und diabetesfördernd) geworden. Umso wichtiger ist es, sich der zahlreichen Konsumfallen bewusst zu sein, trotz sitzender Arbeit den „inneren Schweinehund" zu überwinden und ganz bewusst im Alltag möglichst oft körperlich aktiv zu sein – und sich auch ausreichend Schlaf und Entspannung zu gönnen!

ZUSAMMENFASSUNG

Insulinresistenz und Sekretionsdefekt werden als wesentliche Mechanismen bei der Entstehung der Hyperglykämie beim Typ-2-Diabetes gesehen. Sie können von Mensch zu Mensch unterschiedlich stark ausgeprägt sein. Letztendlich kommt es darauf an, ob die Insulinsekretion eine bestehende Insulinresistenz kompensieren kann, d.h., dass genug Insulin-Wirkung vorhanden ist, um den Blutzucker im Normalbereich zu halten.

HÄUFIGKEIT VON DIABETES

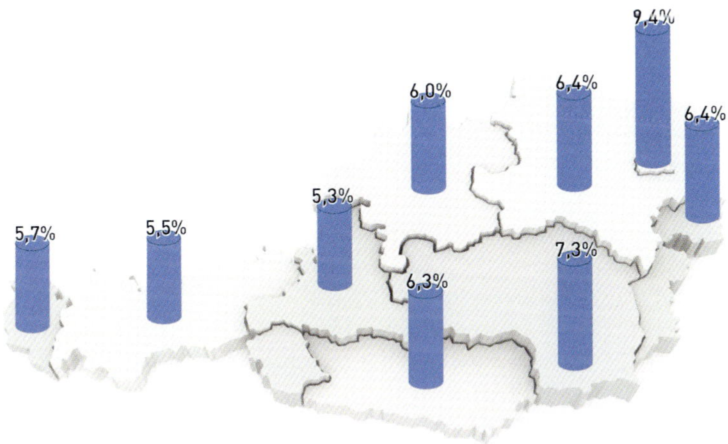

Abb. 13: Die Verteilung der Diabetes-Prävalenz (in Prozent) zeigt deutlich ein Ost-West-Gefälle. In Wien hat bereits fast jeder Zehnte Diabetes (Quelle: Österreichischer Diabetesbericht 2013, Bundesministerium für Gesundheit).

Chronischer Bewegungsmangel und Überernährung haben dazu geführt, dass der Typ-2-Diabetes heutzutage zu Recht als Zivilisations- oder Volkskrankheit bezeichnet wird.

In den letzten Jahrzehnten hat die Anzahl an Diabetikern weltweit, auch in Österreich, massiv zugenommen. Ein Ende dieser „Epidemie“ ist nicht in Sicht, zumal wir nur erahnen können, was die zunehmende Adipositas im Kindes- und Jugendalter mit sich bringt.

VOLKSKRANKHEIT DIABETES – HÄUFIGKEIT UND VERTEILUNG IN ÖSTERREICH

Diabetes mellitus wird nicht zu Unrecht als Volks- oder Zivilisationskrankheit bezeichnet, da die Häufigkeit in den letzten Jahrzehnten deutlich zugenommen und mittlerweile erschreckende Zahlen angenommen hat. Zwar sind alle Diabetesformen im Zunehmen begriffen, jedoch liegt der Typ-2-Diabetes als häufigste Diabetesform ganz klar an erster Stelle.

Weltweit gibt es ca. 366 Millionen Diabetiker, davon leben 53 Millionen in Europa.

In Österreich wird die Anzahl der Diabetiker auf ca. 600.000 geschätzt, wobei die Dunkelziffer, also die Zahl jener, die von ihrer Diabeteserkrankung nichts wissen, auf ca. 200.000 geschätzt wird. Das bedeutet, dass ca. 8% der Bevölkerung davon betroffen sind. Zu diesen Ergebnissen kam der 2013 veröffentlichte Österreichische Diabetesbericht, der vom Gesundheitsministerium in Auftrag gegeben wurde.

i

Allerdings ist mittlerweile klar, dass die Zahlen in Europa bereits höher sind. Für Österreich wird derzeit bereits von einem Wert von 10% ausgegangen – also jeder Zehnte ist akut gefährdet. In einigen Jahren könnte beispielsweise in Wien bereits jeder Fünfte an Diabetes erkrankt sein!

Bei Kindern unter 14 Jahren überwiegt der Anteil an Typ-1-Diabetes gegenüber jenem von Typ-2-Diabetes deutlich. So kam es im Jahr 2007 bei 18 von 100.000 Kindern zu einer Neumanifestation eines Typ-1-Diabetes, bei 0,3 von 100.000 Kindern wurde die Diagnose eines Typ-2-Diabetes gestellt.

Bei Erwachsenen überwiegt der Typ-2-Diabetes. In Österreich zeigt sich ein Ost-West-Gefälle, analog zur Adipositas. Das bedeutet, dass in Wien, der Steiermark und dem Burgenland die Anzahl an Diabetikern am höchsten ist, während in Salzburg, Tirol und Vorarlberg deutlich weniger Menschen an Diabetes erkranken. Diese Angaben stehen in Relation zur Gesamtbevölkerung und zeigen auf, wie groß der Einfluss des Lebensstils, der Umwelt und sozialer Faktoren ist!

ZUSAMMENFASSUNG

Die stetige Zunahme an von Diabetes Betroffenen scheint im Moment ungebremst. Deshalb wird Diabetes zu Recht als Volkskrankheit bezeichnet. Österreich ist davon nicht ausgenommen: Auch hier erwarten wir einen drastischen Anstieg an Diabetikern.

Langfristig kann nur eine Umstellung unseres Lebensstils, unserer Gewohnheiten diesen Anstieg bremsen. Projekte an Schulen und Arbeitsplätzen müssen nach und nach umgesetzt werden. Sie können jedoch bereits jetzt damit beginnen, Ihr Diabetesrisiko zu erkennen und rechtzeitig zu senken. Wie, erfahren Sie in den folgenden Kapiteln.

BIN ICH GEFÄHRDET?

Erfahren Sie mehr über Ihr persönliches Diabetesrisiko. Dieses Kapitel beinhaltet die Charakterisierung von Risikogruppen sowie einen einfachen Test, mit dem Sie Ihr persönliches Risiko für Typ-2-Diabetes abschätzen können.

Zudem lesen Sie über Diabetes-typische Symptome und welche Rolle die erbliche Belastung spielt.

Dem Typ-2-Diabetes geht meist eine Vorstufe, der sogenannte Prädiabetes, voraus. Dieser wird als Hochrisikofaktor für die Entwicklung eines Typ-2-Diabetes, aber auch als Chance für Präventionsmaßnahmen gesehen – mehr dazu in den nächsten Kapiteln.

RISIKOGRUPPEN

Ab dem 45. Lebensjahr sollte zumindest alle drei Jahre eine Screening-Untersuchung stattfinden, um einen Diabetes mellitus rechtzeitig zu erkennen. Zudem gibt es Faktoren, die – unabhängig vom Alter – bei einem Body-Mass-Index ≥ 25 kg/m^2 das Diabetesrisiko erhöhen und bei deren Zutreffen ein frühzeitiges Screening empfohlen wird.

Zu diesen Risikofaktoren zählen:

- körperliche Inaktivität, Stichwort „Couch potato“
- Verwandte ersten Grades mit Diabetes
- Bluthochdruck (Blutdruck ≥ 140/90 mmHg oder Einnahme blutdrucksenkender Medikamente)
- hohe Triglyzeride, niedriges HDL-Cholesterin
- polyzystisches Ovarialsyndrom, Geburt eines Kindes > 4,5kg Körpergewicht oder vorangegangener Schwangerschaftsdiabetes
- Prädiabetes (siehe unten)
- Herz-Kreislauf-Erkrankungen
- asiatische, afrikanische, lateinamerikanische Herkunft
- Acanthosis nigrans (Überpigmentierung der Haut in Achsel- und/oder Leistenregion)

Auch Kinder und Jugendliche können ein Risiko für Typ-2-Diabetes haben und sollten darauf „gescreent“ werden, vor allem ab dem zehnten Lebensjahr bei Übergewicht (BMI > 90 Perzentile) oder beim Vorliegen folgender Risikofaktoren:

- Typ-2-Diabetes bei Verwandten ersten oder zweiten Grades
- extreme Adipositas (BMI > 99,5 Perzentile)
- Zeichen einer Insulinresistenz
- Herkunft (asiatisch, afroamerikanisch, lateinamerikanisch).

METABOLISCHES SYNDROM

Den wohl bekanntesten Risikofaktor stellt das sogenannte metabolische Syndrom oder auch Insulinresistenz-Syndrom dar. Darunter versteht man die Kombination verschiedener Merkmale, deren gemeinsamer Ursprung die bereits ausführlich beschriebene Insulinresistenz ist. Die Weltgesundheitsorganisation (WHO) definiert als Hauptmerkmale des metabolischen Syndroms folgende Faktoren:

- bauchbetontes Übergewicht (Taillenumfang von mehr als 94 cm bei Männern und mehr als 80 cm bei Frauen)
- Insulinresistenz
- gestörter Zuckerstoffwechsel (vom Prädiabetes bis hin zum manifesten Diabetes)
- hohe Blutfette (wobei vor allem hohe Triglyzeridwerte > 200 mg/dl und ein niedriges HDL-Cholesterin typisch für das metabolische Syndrom sind)
- Eiweiß (Albumin) im Harn
- Bluthochdruck

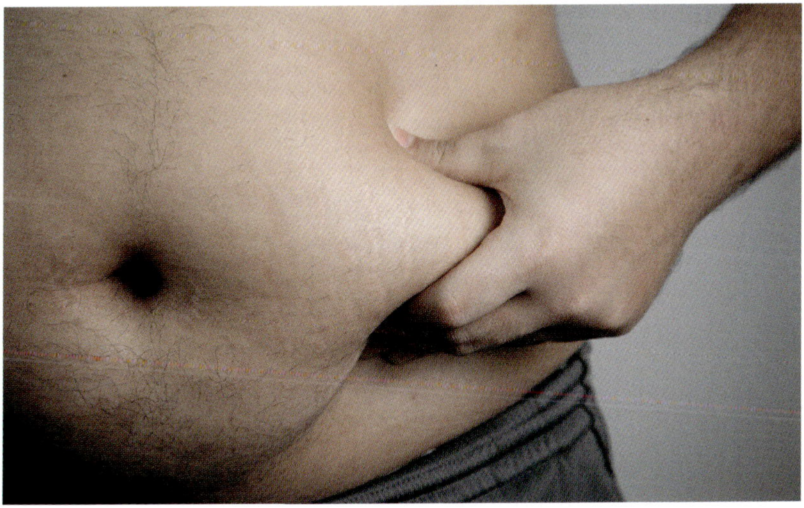

Abb. 14: Bauchbetontes Übergewicht stellt einen der bedeutendsten Risikofaktoren für das metabolische Syndrom und folglich für Diabetes dar.

In der Abb. 15 finden Sie eine Darstellung des metabolischen Syndroms.

Personen mit metabolischem Syndrom wird empfohlen, rechtzeitig und regelmäßig ihren Zuckerstoffwechsel, z. B. mittels eines Zuckerbelastungstests, untersuchen zu lassen.

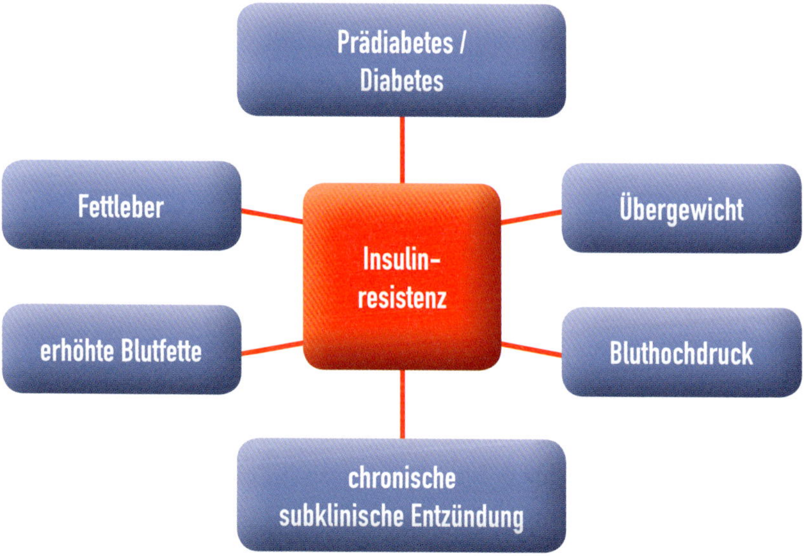

Abb. 15: Das metabolische Syndrom oder auch Insulinresistenz-Syndrom ist der bedeutendste Risikofaktor für Typ-2-Diabetes. Es ist die Kombination verschiedener Merkmale, deren gemeinsamer Ursprung die Insulinresistenz ist.

Möchten Sie Ihr persönliches Diabetesrisiko kennen lernen? Dann nehmen Sie sich kurz Zeit und machen Sie den sogenannten „FINDRISK"-Test, den Sie auf den folgenden beiden Seiten finden.

Wie alt sind Sie?

- ☐ unter 35 Jahren — 0 Punkte
- ☐ 35 bis 44 Jahre — 1 Punkt
- ☐ 45 bis 54 Jahre — 2 Punkte
- ☐ 55 bis 64 Jahre — 3 Punkte
- ☐ älter als 64 Jahre — 4 Punkte

Wurde bei mindestens einem Mitglied Ihrer Verwandtschaft Diabetes diagnostiziert?

- ☐ Nein — 0 Punkte
- ☐ Ja, in der nahen Verwandtschaft bei leiblichen Eltern, Kindern, Geschwistern — 5 Punkte
- ☐ Ja, in der entfernten Verwandtschaft bei leiblichen Großeltern, Tanten, Onkeln, Cousinen oder Cousins — 3 Punkte

Welchen Taillen-Umfang messen Sie auf Höhe des Bauchnabels?

Wenn Sie kein Maßband zur Verfügung haben, verwenden Sie doch ein Stück Schnur und nehmen Sie ein Lineal zu Hilfe.

	Frauen	Männer	
☐	unter 80 cm	unter 94 cm	0 Punkte
☐	80 bis 88 cm	94 bis 102 cm	3 Punkte
☐	über 88 cm	über 102 cm	4 Punkte

Haben Sie täglich mindestens 30 Minuten körperliche Bewegung?

- ☐ Ja — 0 Punkte
- ☐ Nein — 2 Punkte

Wie oft essen Sie Obst, Gemüse oder dunkles Brot (Roggen- oder Vollkornbrot)?

- ☐ Jeden Tag — 0 Punkte
- ☐ Nicht jeden Tag — 2 Punkte

Wurden Ihnen schon einmal Medikamente gegen Bluthochdruck verordnet?

- ☐ Nein — 0 Punkte
- ☐ Ja — 2 Punkte

Wurden bei ärztlichen Untersuchungen schon einmal zu hohe Blutzuckerwerte festgestellt?

- ☐ Nein — 0 Punkte
- ☐ Ja — 5 Punkte

Wie ist bei Ihnen das Verhältnis von Körpergröße zu Körpergewicht (BMI)?

Den Body-Mass-Index (BMI) errechnen Sie folgendermaßen: Körpergewicht (in Kilogramm) dividiert durch die Körpergröße (in Metern) im Quadrat – oder einfach nach Tabelle.

- ☐ unter 25 — 0 Punkte
- ☐ 25 bis 30 — 1 Punkt
- ☐ über 30 — 3 Punkte

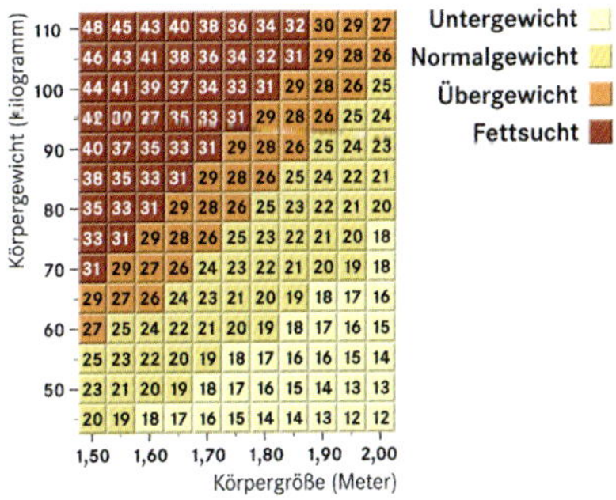

Auswertung auf der nächsten Seite →

Abb. 16: Sie können ganz einfach Ihr mögliches Risiko, in den nächsten zehn Jahren an Diabetes Typ 2 zu erkranken, ermitteln.

FINDRISK – SO HOCH IST IHR DIABETESRISIKO IN DEN NÄCHSTEN ZEHN JAHREN

unter 7 Punkten **1 Prozent**

Sie sind kaum gefährdet. Eine spezielle Vorsorge oder Vorbeugung ist in Ihrem Fall nicht nötig. Trotzdem schadet es natürlich nicht, auf eine gesunde Ernährung und auf ausreichend Bewegung zu achten.

7 bis 11 Punkte **4 Prozent**

Ein wenig Vorsicht ist für Sie durchaus angeraten, auch wenn Ihr Risiko für eine Diabeteserkrankung nur leicht erhöht ist. Wenn Sie sichergehen wollen, beachten Sie die folgenden Regeln:

- Bei Übergewicht sollten Sie versuchen, 7% des Körpergewichts abzubauen.
- Bewegen Sie sich an mindestens fünf Tagen in der Woche jeweils 30 Minuten so, dass Sie leicht ins Schwitzen geraten.
- Fett sollte nur maximal 30% Ihrer Nahrung ausmachen.
- Der Anteil gesättigter Fettsäuren (vorwiegend in tierischen Fetten) sollte 10% Ihrer Nahrung nicht übersteigen.
- Nehmen Sie pro Tag 30 g Ballaststoffe (wie z. B. in Vollkornprodukten, Gemüse, Obst) zu sich.

12 bis 14 Punkte **17 Prozent**

Wenn Sie in diese Risikogruppe fallen, dürfen Sie Vorsorgemaßnahmen auf keinen Fall auf die lange Bank schieben. Dabei helfen können Expertentipps und Anleitungen zur Lebensstiländerung, die Sie alleine umsetzen. Greifen Sie auf professionelle Hilfe zurück, wenn Sie merken, dass Sie auf diese Weise nicht zurechtkommen.

15 bis 20 Punkte **33 Prozent**

Ihre Gefährdung ist erheblich: Ein Drittel der Patienten mit diesem Risikograd erkranken in den nächsten zehn Jahren an Diabetes. Das Unterschätzen der Situation könnte schlimme Folgen haben. Im Idealfall nehmen Sie professionelle Hilfe in Anspruch. Machen Sie einen Blutzuckertest in Ihrer Apotheke und gehen Sie zur Gesundheitsuntersuchung („Check-up ab 35“).

über 20 Punkte **50 Prozent**

Es besteht akuter Handlungsbedarf, denn es ist durchaus möglich, dass Sie bereits an Diabetes erkrankt sind. Das trifft für rund 35% der Personen zu, deren Punktewert über 20 liegt. Ein einfacher Blutzuckertest – beispielsweise in Ihrer Apotheke – kann als zusätzliche Information hilfreich sein. Allerdings ersetzt er nicht eine ausführliche Labordiagnostik zum Ausschluss einer bereits bestehenden Zuckerkrankheit. Daher sollten Sie umgehend einen Arzttermin vereinbaren.

SYMPTOME

Im Gegensatz zum Typ-1-Diabetes entwickelt sich der Typ-2-Diabetes schleichend und meist unbemerkt. Folgende Symptome können in den Wochen bzw. Monaten vor Diagnosestellung auftreten:

- Müdigkeit und Schwäche
- vermehrtes Durstgefühl
- ständiger Harndrang und häufiges Wasserlassen
- Leistungsschwäche („Seit kurzem fällt mir alles viel schwerer und ich brauche sehr lange für alles“)
- erhöhte Anfälligkeit für Infektionen (vor allem Pilzinfektionen im Genitalbereich, Harnwegsinfekte)
- Wundheilungsstörungen

Bleiben Symptome aus, kommt es nicht nur zur verspäteten Diagnosestellung. Die Tatsache, dass der hohe Blutzucker keine Schmerzen verursacht und von außen nicht sichtbar ist, führt oft dazu, dass er von Betroffenen ignoriert wird.

Doch auch wenn sich der Diabetes jahrelang nicht bemerkbar macht, entstehen in dieser Zeit die gefürchteten Spätkomplikationen. Gerade diese Anfangszeit ist für die Verhinderung von Spätkomplikationen sehr wichtig, weswegen ein Screening auf Diabetes bei allen Personen über 45 Jahren und früher bei Risikogruppen empfohlen wird.

VERERBUNG

Typ-2-Diabetes entsteht aus einem komplexen Zusammenspiel von Genen und Umweltfaktoren. Dass die Gene eine wichtige Rolle spielen, zeigt sich alleine durch die Tatsache, dass Übergewicht und Bewegungsmangel nicht bei allen Menschen zu Diabetes führen, umgekehrt gibt es auch schlanke Menschen mit T2DM. Es wurden bereits einige Gene identifiziert, die mit einem erhöhten Diabetesrisiko einhergehen; da es sich hierbei um mehrere und nicht um ein einzelnes Gen handelt, spricht man auch von einer „polygenetischen Ursache".

Ungefähr 40% aller Diabetiker haben zumindest einen Elternteil, der ebenfalls von Diabetes betroffen ist. Das lebenslange Risiko, Diabetes zu entwickeln, ist bei erstgradigen Verwandten von Typ-2-Diabetikern fünf- bis zehnmal höher als bei Gleichaltrigen ohne erbliche Belastung. Erstgradig Verwandte von T2DM-Erkrankten zeigen bereits Jahre, bevor es zur Diabetesmanifestation kommt, diabetestypische Veränderungen des Glukosestoffwechsels. Interessanterweise ist beim Typ-2-Diabetes das Risiko höher, wenn die Mutter Diabetikerin ist, beim Typ-1-Diabetes hingegen dann, wenn der Vater auch Typ-1-Diabetes hat.

Zudem gibt es monogenetische Diabetesformen, von denen man annimmt, dass sie 2–5% aller Diabetiker betreffen. Diese werden als MODY (engl. Maturity Onset Diabetes of the Youth) bezeichnet. Die Vererbung erfolgt autosomal-dominant, d.h., dass bereits ein betroffenes Allel (= „Genvariante") für die Entstehung der Erkrankung ausreicht. Vereinfacht gesagt, liegt hier das Risiko von Kindern, bei denen ein Elternteil betroffen ist, bei 50%. Betroffen sind in diesem Zusammenhang vor allem Gene, die für die Insulinproduktion und -ausschüttung verantwortlich sind; die Insulinempfindlichkeit hingegen ist normal.

Typ-2-Diabetes entsteht aus einem komplexen Zusammenspiel von Genen („polygenetische Ursache" – das bedeutet, dass mehrere Gene betroffen sind) und Umweltfaktoren (Ernährung, Bewegung, Stressfaktoren).

PRÄDIABETES

Die letzten Jahrzehnte haben gezeigt, dass der Typ-2-Diabetes meist fünf bis sieben Jahre zu spät und häufig in Folge von Spätkomplikationen entdeckt wird. Ein typisches Beispiel hierfür ist der Herzinfarkt. Oft wird im Rahmen eines Herzinfarkts der Blutzucker gemessen und ein Diabetes mellitus festgestellt, wobei unklar bleibt, wie lange der Diabetes zuvor schon bestanden hat.

Unter Prädiabetes versteht man eine Vorstufe zum Diabetes, die mit einem deutlich erhöhten Diabetesrisiko einhergeht. Der Diabetes steht quasi „vor der Tür".

Risikofaktoren für Typ-2-Diabetes (T2DM)	
Alter ≥ 45 Jahre	
metabolisches Syndrom nach NCEP-3-Kriterien	
abdominelles Übergewicht	**Männer > 102 cm** Bauchumfang **Frauen > 88 cm** Bauchumfang
Triglyzeride	≥ 150 mg/dl
HDL-Cholesterin	**Männer < 40 mg/dl** **Frauen < 50 mg/dl**
Blutdruck	≥ 130/80 mmHg
Nüchternblutzucker	≥ 100 mg/dl
IFG (abnorme Nüchternglukose) oder IGT (gestörte Glukosetoleranz) zu einem früheren Zeitpunkt	
vorangegangener Schwangerschaftsdiabetes oder Geburt eines Kindes mit > 4,5 kg Körpergewicht	
polyzystisches Ovarialsyndrom	
Gefäßerkrankungen	**erektile Dysfunktion**

Prädiabetes kann mittels der Bestimmung eines Zuckerlangzeitwertes (HbA1c) oder durch einen Zuckerbelastungstest festgestellt werden. Folgende Befunde werden als Prädiabetes bezeichnet:

- Nüchternblutzucker (venöses Blut!) zwischen 100–125 mg/dl
- Blutzucker zwei Stunden nach 75 g Glukosebelastung (im Zuckerbelastungstest) zwischen 140–199 mg/dl
- Zuckerlangzeitwert HbA1c zwischen 5,7–6,4% (39–46 mmol/mol)

Die Diagnose „Prädiabetes" gilt nicht nur als Hochrisikofaktor, sondern auch als Chance, rechtzeitig der Entwicklung eines manifesten Diabetes entgegenzuwirken. Im nächsten Kapitel erfahren Sie mehr zu den Präventionsmaßnahmen, die zur Verhinderung einer Diabetesentstehung empfohlen werden.

Frauen haben häufiger eine gestörte Glukosetoleranz, Männer öfter einen erhöhten Nüchternblutzucker. Deshalb ist es gerade bei Frauen mit Risikofaktoren wichtig, einen Zuckerbelastungstest durchzuführen – die Messung des Nüchternblutzuckers genügt zur Risikoabschätzung nicht!

ZUSAMMENFASSUNG

Um Diabetes und die gefürchteten Spätkomplikationen verhindern zu können, ist es wichtig, das Risiko für diese Erkrankung rechtzeitig zu erkennen und so bald wie möglich mit vorbeugenden Maßnahmen zu beginnen.

Neben der genetischen Veranlagung sind es vor allem Risikofaktoren wie Übergewicht und Bewegungsmangel, die das Diabetesrisiko deutlich erhöhen. Achten Sie auf Merkmale des metabolischen Syndroms oder Diabetes-typische Symptome – diese sollten Anlass sein, Ihre Glukosetoleranz (und somit Ihr Diabetesrisiko) überprüfen zu lassen.

Vor allem die Diagnose „Prädiabetes" soll als Warnzeichen dienen, um vorbeugende Maßnahmen zu ergreifen und so „den Spieß umzudrehen". Wie das geht, erfahren Sie im nächsten Kapitel.

WIE KANN ICH VORBEUGEN?

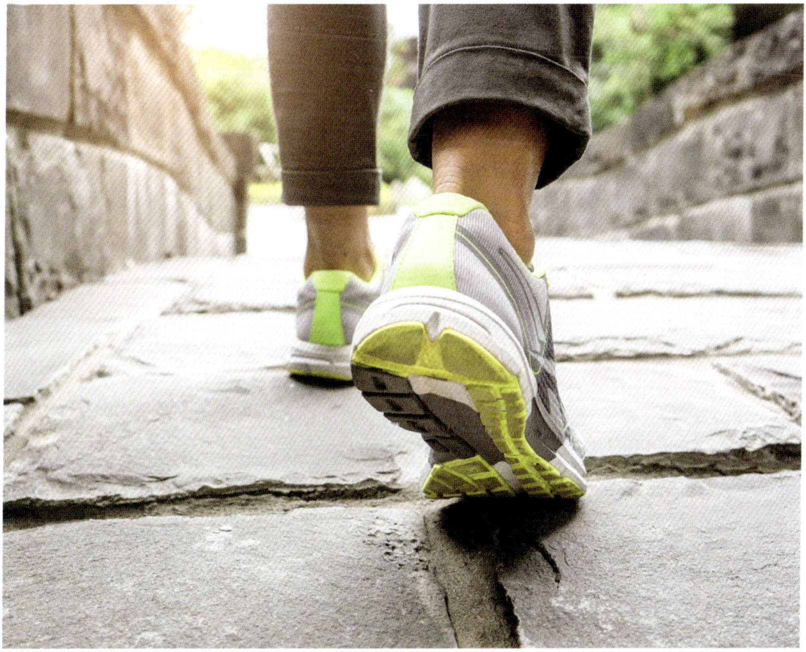

Abb. 17: Die gute Nachricht: Sie haben großen Einfluss auf den Verlauf der Diabeteserkrankung! Stiegensteigen, spazieren gehen oder das Zurücklegen kurzer Wege zu Fuß, anstatt mit dem Auto zu fahren, wirken unterstützend.

Zahlreiche Untersuchungen haben gezeigt, dass bei rechtzeitiger Lebensstilmodifikation die Entstehung eines Typ-2-Diabetes deutlich verzögert, in manchen Fällen sogar verhindert werden kann. Im folgenden Kapitel erfahren Sie, welche Maßnahmen der Entstehung eines Typ-2-Diabetes entgegenwirken.

Wichtig: Hierbei handelt es sich nur um Maßnahmen, die der Entstehung eines Typ-2-Diabetes entgegenwirken. Andere Diabetesformen (vor allem Typ-1-Diabetes) können damit nicht verhindert werden! Jedoch können diese Maßnahmen auch bei anderen Diabetesformen helfen, die Diabetestherapie und -einstellung zu verbessern.

Vor allem Menschen mit Prädiabetes profitieren von diesen Präventionsmaßnahmen. Studien haben gezeigt, dass die Anzahl an Diabetesneuerkrankungen durch Lebensstilmodifikation um die Hälfte reduziert werden kann.

LEBENSSTILMODIFIKATION

Unter Lebensstilmodifikation versteht man sämtliche Maßnahmen, die zur Umstellung auf einen gesunden Lebensstil beitragen. Man könnte den Lebensstil auch als eine Art und Weise der Lebensführung bezeichnen, die den Alltag maßgeblich beeinflusst. In Zusammenhang mit Gesundheit/Krankheit zählt man dazu jene Maßnahmen, Angewohnheiten und Tätigkeiten, die zu einem gesunden Leben beitragen bzw. den Krankheitsverlauf positiv beeinflussen.

BEWEGUNG UND KÖRPERLICHE AKTIVITÄT

Bewegungsmangel ist eine der größten medizinischen Herausforderungen unserer Gesellschaft. Eine Mischung aus sitzender Tätigkeit im Berufsleben mit Hobbys, die vorwiegend im Sitzen absolviert werden, führen dazu, dass wir uns im Alltag zu wenig bewegen. Der Bewegungsmangel fördert die Entstehung der Insulinresistenz. Man kann sich das so vorstellen, dass ein Muskel (den wir ja brauchen, um uns zu bewegen), der sich nicht betätigt, nur wenig Energie verbraucht. Dadurch vermindert sich seine Bereitschaft, Glukose (= Energielieferant) aufzunehmen. Als Folge werden Mechanismen aktiv, die die Einschleusung der Energie in die Zelle verhindern, wie z. B. die Einfuhr von Glukose aus dem Blut in die Zelle durch Insulin. Es entsteht die sogenannte Insulinresistenz.

Körperliche Betätigung führt zu einer Steigerung der Insulinempfindlichkeit und wirkt somit der Insulinresistenz entgegen.

Empfehlungen:

- 150 Minuten pro Woche körperliche Aktivität mittlerer Intensität (z. B. zügiges Gehen) am besten jeden 2. Tag.
- 2-mal wöchentlich zusätzlich Krafttraining.
- Weniger Zeit im Sitzen verbringen!

GEWICHTSREDUKTION

Um das Risiko für die Entstehung eines Typ-2-Diabetes deutlich zu reduzieren, wird eine Gewichtsreduktion von 7% des Ausgangsgewichts empfohlen. Das wären bei einer 100 kg schweren Person 7 kg. Studien in Zusammenarbeit mit der MedUniWien haben gezeigt, dass selbst sehr stark übergewichtige Diabetiker von spezifischen Bewegungsprogrammen profitieren und Gewicht und Blutzuckereinstellung verbessern können.

Optimal wäre die Erzielung des Normalgewichts mit einem BMI < 25 kg/m^2, wobei auf jeden Fall die Erreichung eines BMI < 30 kg/m^2 angestrebt werden sollte.

Bei schwer übergewichtigen Menschen mit einem BMI > 40 kg/m^2 (bzw. > 35 kg/m^2 bei manifestem Diabetes) und wiederholtem Scheitern von Diäten sollte bei hohem Risiko für Folgeerkrankungen die Möglichkeit einer chirurgischen Therapie der krankhaften Adipositas (bariatrische Operation) angedacht werden. Mittels eines Magenbandes, Magen-Bypasses oder Sleeve-Magens kommt es hier zu einer deutlichen Gewichtsreduktion, was sich positiv auf die Blutzuckereinstellung auswirkt.

150 Minuten körperliche Aktivität pro Woche in Verbindung mit einer Gewichtsreduktion von 7% des Ausgangsgewichts führen bei Personen mit Prädiabetes zu einer Reduktion der Diabetesneuerkrankungen um die Hälfte!

ERNÄHRUNGSUMSTELLUNG

Die bewährteste Methode zur Gewichtsreduktion und zum langfristigen Halten des Zielgewichts stellt die Ernährungsumstellung dar. Das bedeutet, dass man Schritt für Schritt seine Ernährung von einer zucker- und kalorienreichen Ernährung auf eine gesunde Mischkost mit hohem Anteil an Ballaststoffen und gesunden Fetten umstellt. Dabei hat es sich bewährt, individuelle Diätempfehlungen anzubieten, da das Essverhalten der Patienten oft sehr unterschiedlich ist und deshalb auch individuell angepasst bzw. umgestellt werden sollte. Prinzipiell gelten in der Prävention die gleichen Empfehlungen wie bei bereits bestehendem Diabetes, weswegen wir auf die Empfehlungen im Kapitel „Wie wird Diabetes behandelt?“ verweisen möchten.

Generell zeigt eine mediterrane bzw. ähnliche Ernährung mit einem hohen Anteil an Gemüse, Obst und Vollkorn, Oliven- und Rapsöl günstige Auswirkungen sowohl auf den Zuckerstoffwechsel als auch auf das Risiko für Herz-Kreislauf-Erkrankungen.

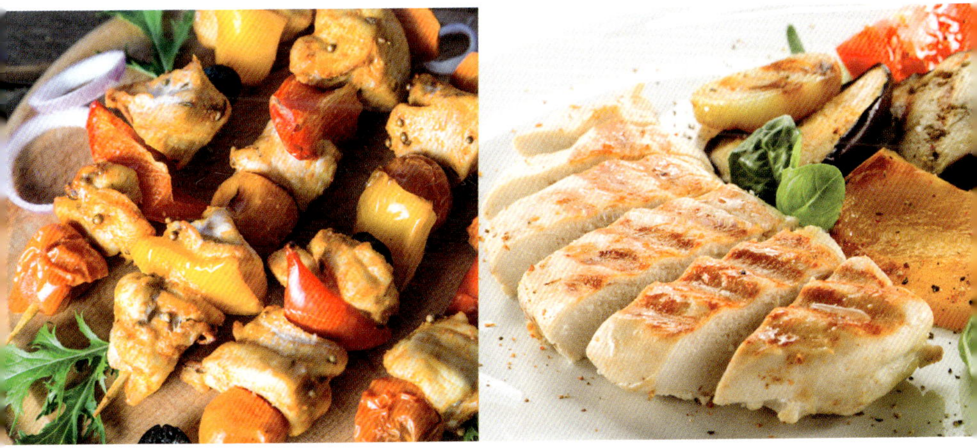

Abb. 18 und 19: Ernährungsumstellung muss nichts mit Verzicht zu tun haben: Hühnerspieße mit viel Gemüse sind ebenso erlaubt wie gegrillte Truthahnbrust mit Gemüse – schmackhafte eiweiß- und ballaststoffreiche Kost.

MEDIKAMENTÖSE DIABETESPRÄVENTION

Die Gabe von Metformin kann bei Patienten mit sehr hohem Risiko für Typ-2-Diabetes erwogen werden. Dazu zählen Patienten mit Prädiabetes, insbesondere bei Adipositas (BMI > 35 kg/m2), Alter < 60 Jahre oder vorangegangenem Schwangerschaftsdiabetes.

ZUSAMMENFASSUNG

Die Entstehung von Typ-2-Diabetes kann in vielen Fällen verhindert oder jahrelang hinausgezögert werden. Deshalb ist gerade bei Diabetes die Prävention ganz wichtig. Als bewährteste Methode hat sich dabei das Dreieck aus körperlicher Aktivität, Ernährungsumstellung und Gewichtsreduktion erwiesen. Eine Gewichtsreduktion von 7% des Ausgangsgewichtes in Kombination mit körperlicher Aktivität im Ausmaß von 150 Minuten pro Woche reduziert das Diabetesrisiko deutlich.

Neuesten Untersuchungen zufolge kann damit das Diabetesrisiko nicht nur kurzfristig, sondern sogar über Jahrzehnte deutlich gesenkt werden.

WIE WIRD DIABETES FESTGESTELLT?

Im Folgenden werden jene Methoden beschrieben, die zur Diagnose eines Diabetes mellitus empfohlen werden. Wir möchten darauf hinweisen, dass ein gesunder Mensch – ohne Diabetes – keinen Blutzucker > 200 mg/dl entwickelt.

Das bedeutet, dass eine Diagnostik angezeigt ist, sobald nur einmal ein zu hoher Blutzuckerwert auffällt, z. B. bei einer Blutabnahme im Rahmen einer Gesundenuntersuchung. Gibt es einen Hinweis auf ein erhöhtes Diabetesrisiko, sollte ein Screening auf Diabetes erfolgen.

Die Diagnose Diabetes erfolgt anhand eines der folgenden Kriterien:

- Nüchtern-Blutzucker ≥ 126 mg/dl
- 2-Stunden-Blutzuckerwert nach 75 g Glukose (OGTT) ≥ 200 mg/dl
- HbA1c ≥ 6,5% (48 mmol/mol)
- typische Symptome plus venöser Blutzucker ≥ 200 mg/dl

MESSUNG DES BLUTZUCKERS ÜBER EINE BLUTABNAHME

Die Diagnose eines Diabetes mellitus kann gestellt werden, wenn der Nüchternblutzucker gemessen aus venösem Blut (d.h. bei einer Blutabnahme aus der Vene) ≥ 126 mg/dl beträgt. Nüchtern sein bedeutet, acht bis zehn Stunden auf Nahrungszufuhr verzichtet zu haben – auch gesüßte Getränke zählen dazu, während Wasser und ungesüßter Tee problemlos eingenommen werden können.

Beim Bestehen diabetestypischer Symptome (häufiges Wasserlassen, starkes Durstgefühl, extreme Müdigkeit) und einem venösen Blutzucker ≥ 200 mg/dl ist ebenfalls die Diagnose Diabetes zu stellen.

HBA1C

Beim HbA1c handelt es sich um den sogenannten „Zuckerlangzeitwert“, da dieser Wert die durchschnittliche Blutzuckerkonzentration der letzten zwölf Wochen widerspiegelt. Der Zeitraum von zwölf Wochen erklärt sich durch die Herkunft des HbA1c. Es handelt sich hierbei um einen Anteil des roten Blutfarbstoffes, Hämoglobin (Hb), der je nach Höhe des Blutzuckers „verzuckert“ wird. Da die roten Blutkörperchen, die das Hämoglobin transportieren, genau zwölf Wochen lang leben, ändert sich der Wert auch nur nach dieser Zeit komplett im Vergleich zum letzten Zeitpunkt.

Bei einem HbA1c ≥ 6,5% (48 mmol/mol) liegt ein Diabetes mellitus vor. Ein HbA1c zwischen 5,7–6,4% (39–46 mmol/mol) ist ein Hinweis auf ein erhöhtes Diabetesrisiko, einen sogenannten Prädiabetes.

Der HbA1c-Wert wird auch zur Verlaufskontrolle der Blutzuckertherapie herangezogen, was im Kapitel „Kontrolle der Diabetestherapie“ (Seite 102) näher beschrieben wird.

Aber Achtung: Bei Erkrankungen, die mit einem erhöhten Zellumsatz der roten Blutkörperchen einhergehen, oder nach starken Blutverlusten oder Bluttransfusionen kann der HbA1c-Wert ebenfalls zu niedrig sein!

Eine Alternative zum HbA1c stellt die Bestimmung der Fructosamin-Konzentration im Blut dar, was jedoch heute selten notwendig ist.

ZUCKERBELASTUNGSTEST

Der Zuckerbelastungstest wird in der Medizin als oraler Glukosetoleranztest (Abkürzung: OGTT) bezeichnet. Hierfür werden nüchtern sowie ein und zwei Stunden nach der Einnahme von 75 g Glukose (meist in Form einer Trinklösung) die Blutzuckerkonzentrationen im venösen Blut gemessen. Beim OGTT sollte die Blutzuckermessung unbedingt aus venösem Blut, d.h. durch eine Blutabnahme und nicht durch einen Fingerstich, erfolgen. Um mehrmalige Venenpunktionen („Stiche“) zu vermeiden, wird zu Beginn des Tests ein venöser Verweilkatheter („Venflon“) gesetzt, über den die Blutabnahmen erfolgen und der nach dem Test wieder entfernt werden kann.

Folgende Werte gelten bei OGTT als pathologisch (krankhaft):

Diabetes mellitus:
Nüchtern-Glukose ≥ 126 mg/dl
2h-Glukose-Wert ≥ 200 mg/dl

Prädiabetes:
Nüchtern-Glukose ≥ 100 mg/dl (erhöhte Nüchternglukose)
2h-Glukose-Wert ≥ 140 mg/dl (gestörte Glukosetoleranz)

Der 1h-Glukosewert wird meist nur unter bestimmten Fragestellungen herangezogen, z. B. in der Schwangerschaft.

ZUSAMMENFASSUNG

Die Diagnose Diabetes kann über eine Blutzuckermessung aus dem venösen Blut, mit Hilfe des HbA1c oder durch einen Zuckerbelastungstest (OGTT) erfolgen.

Der OGTT stellt eine gute Option dar, zumal man damit auch einen Prädiabetes feststellen kann.

Wichtig ist, dass ein positives Testergebnis nicht ignoriert und mit den Worten „Das wird wieder, werde ich beim nächsten Mal kontrollieren lassen." abgetan wird. Ein positives Testergebnis und somit die Diagnose Diabetes sollten ernst genommen und eine Therapie sollte eingeleitet werden. Näheres zur Therapie erfahren Sie im nächsten Kapitel.

WIE WIRD DIABETES BEHANDELT?

In diesem Kapitel erfahren Sie, welche therapeutischen Möglichkeiten es für die Behandlung des Diabetes mellitus gibt, wobei vor allem auf die Behandlung des Typ-2-Diabetes eingegangen wird. Für die Behandlung von Diabetes empfiehlt sich eine Kombination aus Allgemeinmaßnahmen, die die Blutzuckerkontrolle deutlich verbessern und erleichtern kann, und einer medikamentösen Therapie, die sich im Laufe der Jahre ändern kann.

Bei der medikamentösen Therapie unterscheidet man zwischen oralen Antidiabetika (Tabletten) und der Insulintherapie. Zudem gibt es Medikamente, die zwar wie Insulin gespritzt werden, aber kein Insulin sind.

Die hier beschriebenen Therapieempfehlungen orientieren sich an den Empfehlungen der Österreichischen Diabetesgesellschaft (ÖDG), die in Anlehnung an internationale Leitlinien erarbeitet und regelmäßig angepasst werden.

ALLGEMEINMASSNAHMEN

IHR BEITRAG ZUR THERAPIE

Die gute Nachricht zuerst: Auch Sie haben Einfluss auf den Verlauf Ihrer Diabeteserkrankung, und zwar gewaltig! Die im Folgenden aufgelisteten Allgemeinmaßnahmen oder Begleittherapien führen nicht nur zu einer Verzögerung der Entstehung bzw. des Fortschreitens der diabetischen Folgeerkrankungen, sondern können auch einiges zu Ihrem persönlichen Wohlbefinden beitragen.

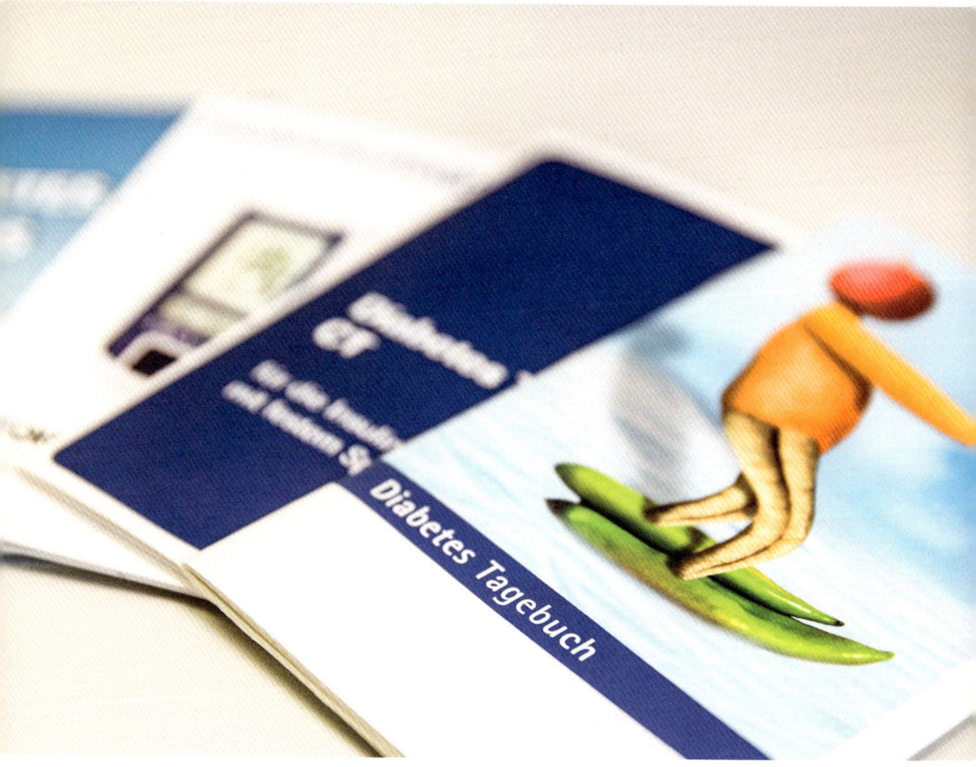

Abb. 20: Ein Diabetestagebuch kann helfen, die Ziele effizienter zu erreichen.

DIABETESSCHULUNG

Beim Diabetes handelt es sich um keinen grippalen Infekt, der nach einigen Tagen wieder abklingt, sondern um eine Erkrankung, die Betroffene ein Leben lang begleitet. Umso mehr ist das Wissen über die Erkrankung ein ganz wesentlicher Bestandteil der Diabetestherapie. Man muss lernen, mit der Erkrankung zu leben – gut zu leben.

Schulungen werden an Diabeteszentren, über betreuende Ärzte und Selbsthilfegruppen angeboten. Zudem finden Sie zahlreiche Informationen in Broschüren oder im Internet, wobei hier eine gewisse Vorsicht geboten ist – zwar sind die meisten Angebote gut gemeint, jedoch nicht alle auch tatsächlich gut. Fragen Sie deshalb am besten Ihren Arzt oder Ihren Diabetesberater, wo Sie verlässliche Informationen gewinnen können.

Es gibt auch verschiedene Schulungsprogramme, die mittlerweile sogar online angeboten werden. Viele Informationen dazu finden Sie auch auf der Patientenseite der Homepage der Österreichischen Diabetesgesellschaft (www.oedg.at/patienten/). Großer Beliebtheit erfreut sich auch das MINI MED Studium (www.minimed.at), bei dem Patienten wissenschaftlich fundierte, aber allgemein verständliche Vorträge zu den verschiedenen Krankheiten erhalten.

Es ist wichtig, die chronische Erkrankung zu akzeptieren, in sein Leben zu integrieren und Selbstverantwortung zu übernehmen. Eine aktive Mitarbeit ist zur guten Einstellung unabdingbar. Der empfohlene Lebensstil entspricht einer gesunden Lebensführung, die auch Nicht-Diabetikern zu empfehlen ist.

Nur, wenn Sie den Nutzen der Behandlung verstehen, können Sie gut mit dem behandelnden Arzt zusammenarbeiten. Fragen Sie deshalb, wenn Sie unsicher sind, und bereiten Sie sich auf das Arztgespräch vor. Berichten Sie auch über alle Symptome oder Veränderungen, wenn neue Medikamente verordnet werden – damit mögliche Nebenwirkungen rasch erkannt werden und gegebenenfalls die Behandlung angepasst werden kann.

STEIGERUNG DER KÖRPERLICHEN AKTIVITÄT

Körperliche Aktivität verbessert die Insulin-Empfindlichkeit und ist somit ein wesentlicher Bestandteil im Kampf gegen die Insulinresistenz. Wer jetzt denkt, er müsse von einem Tag auf den anderen zum Spitzensportler werden, irrt. Jede Form der körperlichen Aktivität wird als positiv erachtet. Von einer Steigerung der Tätigkeiten im Alltag bis zu Ausdauer- und Krafttraining – alles gut, solange Sie Freude daran haben und dabeibleiben.

Regelmäßige körperliche Aktivität führt zu einer Verbesserung der Blutzuckerkontrolle, einer Reduktion des Herz-Kreislauf-Risikos, erleichtert langfristig die Gewichtskontrolle und führt zu einem allgemeinen Wohlbefinden.

STEIGERUNG DER KÖRPERLICHEN AKTIVITÄT IM ALLTAG

Es gibt zahlreiche Möglichkeiten, um mehr Bewegung in den Alltag einzubauen, dazu zählen:

- Stiegensteigen statt Aufzug oder Rolltreppe
- kurze Wege zu Fuß statt mit dem Auto zurücklegen
- Gartenarbeit
- Hausarbeit
- Spaziergang mit Freunden statt (oder vor) Kaffee & Kuchen

AUSDAUERTRAINING

Diabetikern wird empfohlen, dass sie 150 Minuten pro Woche einer moderaten aeroben körperlichen Betätigung nachgehen, das bedeutet, dass eine Belastung bei 50–70% der maximalen Herzfrequenz erreicht wird. Optimal ist die Aufteilung dieser 150 Minuten auf drei Tage pro Woche, also 50 Minuten pro Tag, am besten mit nur einem Tag Pause dazwischen. Dies hat den Sinn, dass die Insulinsensitivität der Muskeln laufend erhöht ist.

KRAFTTRAINING

Zusätzlich zum Ausdauertraining wird zumindest zweimal wöchentlich Krafttraining empfohlen. Bei „Unerfahrenen" empfiehlt es sich, an speziellen Trainingsprogrammen für Diabetiker teilzunehmen bzw. seinen Fitnesstrainer zu informieren, dass man Diabetiker ist.

Für Einsteiger ist auch die „Bewegungsbox" zu empfehlen (www.bewegungsbox.at), die über die Homepage der ÖDG oder auch verschiedene Sozialversicherungen angeboten wird und zahlreiche einfache, praktische Tipps und Anleitungen zu vermehrter Bewegung beinhaltet.

WANN MÜSSEN DIABETIKER BEI SPORT AUFPASSEN?

Prinzipiell wird allen Diabetikern eine Steigerung der körperlichen Aktivität empfohlen. Es gibt jedoch Situationen, bei denen Vorsicht geboten ist:

- **Hypoglykämie** (Unterzuckerung): Patienten mit Insulintherapie oder Tabletten mit erhöhtem Hypoglykämie-Risiko (z. B. Sulfonylharnstoffe) sollten vor der sportlichen Aktivität Blutzucker messen und bei Bedarf Kohlenhydrate zu sich nehmen.
- **schwere diabetische Retinopathie** (Augenerkrankung): Besteht bereits eine ausgeprägte Augenschädigung als Folge des Diabetes (diabetische Retinopathie), wird ein Ausdauer- und Krafttraining nur nach Rücksprache mit dem betreuenden Augenarzt empfohlen.
- **schwere diabetische Neuropathie:** Bei fortgeschrittener diabetischer Nervenschädigung ist Vorsicht geboten, vor allem sind hierbei entsprechende Sportschuhe, die Druckstellen verhindern, empfohlen. Zudem empfiehlt sich eine Abklärung mittels Belastungsergometrie, um eine etwaige Störung der Herzfrequenzanpassung beim Sport auszuschließen.
- **schwere Hyperglykämie und Ketonkörper bei Typ-1-Diabetikern:** Hier kann körperliche Aktivität die Hyperglykämie verschlechtern.

ERNÄHRUNG BEI DIABETES

Ihre Ernährung beeinflusst Ihren Blutzucker, das HbA1c, die Blutfette, den Blutdruck und das Körpergewicht. Das Essen hat einen unmittelbaren Einfluss auf den Blutzuckerspiegel – eine hohe Aufnahme schnell verdaubarer Kohlenhydrate führt zu hohen Zuckerspiegeln im Blut und somit also zur Notwendigkeit, mehr Insulin auszuschütten, damit der Zucker aus dem Blut in die Zelle transportiert wird.

Übergewicht wirkt sich in der Regel ebenfalls sehr ungünstig auf die Blutzuckerwerte aus – die Zellen reagieren nur schwerfällig auf Insulin, weshalb Ihr Blutzuckerspiegel erhöht sein kann. Daher hilft eine entsprechende Speisenauswahl und -zubereitung, Ihre Blutwerte zu verbessern oder gar zu normalisieren und auch abzunehmen.

RICHTIGE ERNÄHRUNG – WELCHE ZIELE SOLLEN ERREICHT WERDEN?

Übergeordnete Ziele der Ernährungstherapie in der Diabetesbehandlung sind normalisierte Blutzuckerwerte, Vermeiden von Blutzuckerspitzen, Vermeiden von Unterzuckerung, normalisiertes Körpergewicht und Verringerung des Bauchumfangs.

Der Body Mass Index gibt Ihnen Auskunft, ob Sie normalgewichtig (BMI zwischen 18,5 und 24,9 kg/m²), übergewichtig (BMI 25–29,9 kg/m²) oder adipös (BMI 30 kg/m² oder mehr) sind.

Der Body Mass Index errechnet sich folgendermaßen:
Gewicht (kg) / Größe (m) x Größe (m) = Body Mass Index (kg/m²)

Beispiel: Sie wiegen 76 kg und sind 1,63 m groß.
BMI = 76 / (1,63 x 1,63)
BMI = 28,6 kg/m²

DER BAUCHUMFANG (TAILLENUMFANG)

Übergewicht und vor allem mehr Fett am Bauch (Kugelbauch, oft auch Bierbauch genannt) ist mit einem gesundheitlichen Risiko für Stoffwechselstörungen (Bluthochdruck, Fettstoffwechselstörungen, Typ-2-Diabetes) verbunden.

Wann hat man zu viel Fett im Bauchbereich gespeichert? Für Frauen gilt eine Grenze von 94 cm (ideal unter 80 cm) und für Männer 102 cm (ideal unter 94 cm). Der Bauchumfang wird am besten auf Nabelhöhe gemessen.

TESTEN SIE SICH SELBST!

Ihr BMI	Ihr Bauchumfang	
	Sie sind ein Mann	**Sie sind eine Frau**
☐ 18,5–24,9 kg/m²	☐ bis 94	☐ bis 80
☐ 25–29,9 kg/m²	☐ 95–102	☐ 81–88
☐ 30 kg/m² oder mehr	☐ mehr als 102	☐ mehr als 88

- Alles im **grünen** Bereich – Sie haben kein Gewichtsproblem. Für Sie kann es sinnvoll sein, vor allem genauer zu schauen, was Sie essen.
- Im **gelben** Bereich: Eine mäßige Gewichtsreduktion ist angezeigt und wird Ihren Blutzucker sehr schnell positiv beeinflussen.
- Im **roten** Bereich: Handeln Sie! Aber geben Sie sich Zeit. Denken Sie daran, Sie haben das Zuviel an Gewicht nicht innerhalb weniger Wochen angesammelt. Ein lockerer Hosen- oder Rockbund ist auch schon ein Erfolg! Machen Sie keine Crash-Diät (wie z.B. Atkins-Diät, Kohlsuppen-Diät, Ei-Diät und Ähnliches).

ZIEL 1: LEBENSMITTEL FÜR DIE POSITIVE BEEINFLUSSUNG DES ZUCKERSTOFFWECHSELS NUTZEN

Unsere Nahrung liefert uns täglich Energie, die üblicherweise in Kilokalorien (kcal) angegeben wird. Die wichtigsten Energielieferanten sind Kohlenhydrate, Eiweiß und Fett.

Folgendes sollten Sie über Lebensmittel und Speisen wissen:

Kohlenhydrate und Ballaststoffe
Kohlenhydrate aus verschiedenen Lebensmitteln erhöhen den Blutzucker unterschiedlich schnell und auch unterschiedlich stark. In der Fachsprache unterscheidet man zwischen schnell resorbierbaren Einfach- (z.B. Glukose, Fruktose) oder Zweifachzuckern (z.B. Haushaltszucker = Saccharose, Laktose) und komplexen Kohlenhydraten (z.B. Stärke, Zellulose, also den Baustoffen von Pflanzen). Komplexe Kohlenhydrate müssen im Darm in Einfachzucker aufgespalten werden. Erst danach können diese Einfachzucker resorbiert (= aufgenommen) werden. Die komplexen Kohlenhydrate sind daher im Stoffwechsel vorteilhaft – sie werden langsamer resorbiert, der Blutzuckerspiegel steigt weniger schnell und weniger stark. Dadurch wird weniger Insulin gebraucht. Im Vergleich zu den schnell verdaulichen Kohlenhydraten **schonen Lebensmittel mit einem Mehr an komplexen Kohlenhydraten Ihren Stoffwechsel.**

Ballaststoffe sind ein weiterer mit dem Essen aufnehmbarer **Schutzfaktor**. Diese Nahrungsfasern sind schwer verdauliche Kohlenhydrate und andere organische Verbindungen. Sie passieren den Dünndarm fast unverdaut, tragen also zu keinem Blutzuckeranstieg bei und gelangen so in den Dickdarm. Dort verändern sie die Beschaffenheit des Stuhls und die Zusammensetzung der Darmbakterien.

Ballaststoffreiche Lebensmittel wirken sich daher ebenfalls schonend auf den Zuckerstoffwechsel, aber auch auf die Darmgesundheit aus.

Zu den ballaststoffreichen Lebensmitteln mit einem hohen Anteil komplexer Kohlenhydrate zählt man **Hülsenfrüchte, Gemüse, Obst und Vollkorngetreide-**

produkte. Täglich drei Portionen Gemüse und zwei Portionen möglichst frisches Obst (eine Portion = eine Handvoll, ca. 125 g) erhalten Ihre Gesundheit.

In den folgenden zwei Tabellen finden Sie Alternativen zu fettreichen und ballaststoffarmen Gerichten und Empfehlungen für fettarme und ballaststoffreiche Produkte. Vielleicht könne Sie schon heute damit beginnen, die eine oder andere Angewohnheit zu „modifizieren". So leicht gelingt die sogenannte Lebensstilmodifikation!

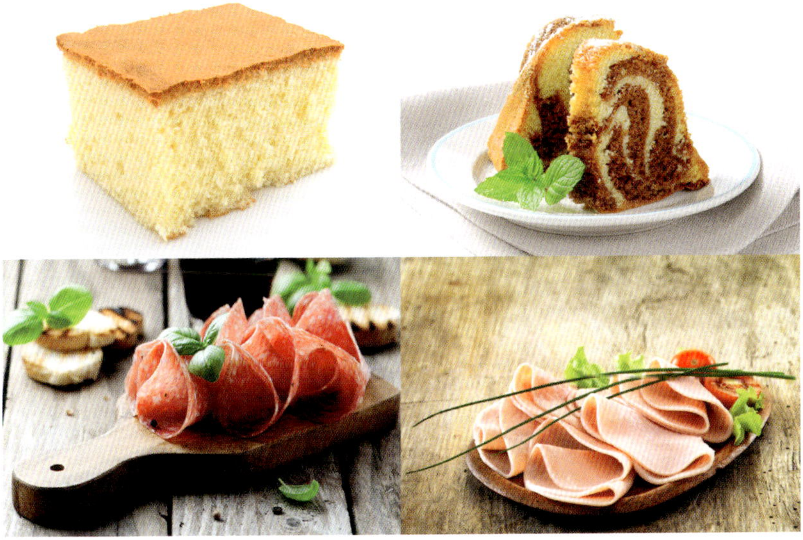

Abb. 21 (Vergleich): Ein Stück Marmorkuchen hat viermal mehr Fett als ein Biskuitkuchen, ein Salamibrot zehnmal mehr Fett als ein Schinkenbrot – hier ist eine Lebensstilmodifikation ganz einfach möglich.

Der Fettgehalt im Vergleich

fettreich	g	fettarm	g
100 g Topfen 40%	11	100 g Topfen mager	0,3
1 Becher (250 g) Joghurt 3,5%	9	1 Becher (250 g) Joghurt 1,5%	4
2 Scheiben Emmentaler 45% F.i.T. (ca. 30 g)	9	2 Scheiben Edamer 30% F.i.T. (ca. 30 g)	5
1 Stk. Marmorkuchen (100 g)	16	1 Stk. Biskuit (100 g)	4
1 Port. (30 g) Salami	10	1 Port. (30 g) Toastschinken	1
1 EL (10 g) Pflanzenöl	10	–	–

Alle Nährwerte (gerundet): GU Nährwerttabelle 2016/17; g = Gramm

Der Gehalt an Ballaststoffen im Vergleich

Für Erwachsene wird eine tägliche Ballaststoffmenge von zumindest 30 g pro Tag empfohlen. Wie kann diese erreicht werden?

ballaststoffreich	ballaststoffarm
Frühstück: 40 g (4 EL) Haferflocken (4 g) mit Joghurt 150 g Apfel (mittelgroß) (3 g)	**Frühstück:** 2 Stk. (100 g) Semmeln (3 g) mit Butter und 40 g Marillenmarmelade (0,2)
Mittagessen: 80 g Vollkornnudeln (roh) (7 g) 200 g Spinat (z. B. als Spinatsauce) (5 g) mit Parmesan	**Mittagessen:** Naturschnitzel 200 g Petersilkartoffeln (4 g) 50 g Eisbergsalat (0,3 g)
Zwischenmahlzeit: 150 g Himbeeren (1 Tasse) (7 g)	**Zwischenmahlzeit:** 1 Stk. (100 g) Marmorkuchen (2 g)
Abendessen: 100 g Roggenmischbrot (2 kleine Scheiben) (6 g) mit Schinken, 150 g Paprika (5 g)	**Abendessen:** 1 Stk. (320 g) Tiefkühlpizza (5,8 g)[1]
Summe an Ballaststoffen: 37 g	**Summe an Ballaststoffen: 15,3 g**

Alle Nährwerte (gerundet): GU Nährwerttabelle 2016/17, oder
[1] lt. Herstellerangaben; weitere Infos: www.sipcan.at

Viele von uns essen gerne und viel Weißbrot. Weißbrot gehört ebenfalls in die Gruppe der Lebensmittel, die einen schnellen Blutzuckeranstieg verursachen (hoher glykämischer Index). Versuchen Sie, sich von dieser liebgewonnenen Gewohnheit zu trennen und seien Sie offen für den Geschmack von **dunklen Brotsorten und Vollkornbackwaren**. Vermeiden Sie nach Möglichkeit auch weißen (raffinierten) Zucker, gesüßte Obstsäfte, Kuchen, Torten, Süßigkeiten, Limonaden – sie lassen den Blutzucker sehr schnell ansteigen. Günstig ist es daher, Fruchtsäfte mit Wasser zu verdünnen. Studien zeigen, dass ein hoher Konsum von gesüßten Getränken auch oft mit einem höheren Körpergewicht verbunden ist.

Eiweiß – Baustein des Lebens

Eiweiß (Protein) ist das Baumaterial für unseren Körper (Organe, Muskeln, Haare, Knochen, Blutzellen, Immunzellen etc.). Es ist in tierischen (Fleisch, Wurst, Milch- und Milchprodukten) und pflanzlichen Lebensmitteln (Erbsen, Linsen, Sojabohnen, Bohnen und Getreidearten) enthalten. Die Eiweißzufuhr der meisten Österreicher ist mehr als ausreichend. Diabetiker sollten darauf achten, nicht zu viel Eiweiß zu essen – das schont die Niere. Vor allem in tierischen Produkten essen Sie Eiweiß immer im Doppelpack – gemeinsam mit Fett. Zwei Fleischmahlzeiten pro Woche sind ausreichend. Verwenden Sie stattdessen besser magere Milchprodukte. Hülsenfrüchte wie Linsen oder Bohnen sind eine sehr gute fleischlose und eiweißreiche Ergänzung im Speiseplan, die außerdem auch gut schmeckt.

Fett – weniger ist mehr!

Viele Diabetiker sind übergewichtig und leiden auch an einer Störung des Fettstoffwechsels (hohes Cholesterin, hohe Triglyzeride). Ein Gramm Fett enthält nahezu doppelt so viel Kalorien (9,3 kcal/g Fett) wie ein Gramm Eiweiß oder Kohlenhydrat (4,1 kcal/g Kohlenhydrat oder Eiweiß). Eine fettreiche Ernährung fördert daher das Übergewicht. Dabei geht es vor allem um das täglich verzehrte Fett und nicht um die Sachertorte, die Sie bei der letzten Geburtstagsfeier genossen haben.

Es gibt fettarme Alternativen zu fettreichen Brotaufstrichen. Wenn Sie normalerweise jeden Tag 50 g Butter oder Vollfettmargarine als Brotaufstrich essen (17,5 kg Fett/a), können Sie allein durch einen fettarmen Aufstrich im Jahr fast neun Kilo Fett (das entspricht ca. 84.000 kcal!) sparen.

Verwenden Sie beim Kochen weniger Öl/Fett und bevorzugen Sie **magere Fleisch- und Wurstsorten und Käse.** Denken Sie daran, in Wurst und Käse ist oft reichlich Fett enthalten (versteckte Fette). Sehr dünn aufgeschnittene Wurst oder – noch besser – magerer Schinken hilft Ihnen ebenfalls, die Fettzufuhr zu verringern – vorausgesetzt, Sie legen nicht zehn Scheiben davon auf Ihr Brot!

Sie essen gerne Käse? Sofern dieser fettarm ist, kein Problem – geeignet sind alle Käse bis 35% F.i.T. (Fett in der Trockenmasse).

Nehmen Sie fettreduzierten Käse rechtzeitig aus dem Kühlschrank – dann schmeckt er aromatischer.

Essen Sie täglich nicht mehr als:

- 1–2 Teelöffel Streichfett (Margarine, Butter …)
- 1–2 Esslöffel Kochfett (Öle wie Olivenöl, Maiskeimöl ...)
- 30–35 g versteckte Fette (in Wurst, Fleisch, Käse, Süßigkeiten, Knabbergebäck, Fertiggerichte etc.)

Die Einschränkung des Kochfetts mag unrealistisch erscheinen – man kann jedoch Speisen **fettarm zubereiten**, indem man die Lebensmittel dünstet, grillt, im Römertopf zubereitet oder beschichtetes Geschirr oder Bratfolien verwendet.

Versuchen Sie es, es schmeckt auch mit weniger Fett gut!

Vorsicht bei versteckten Fetten! Diese „verstecken" sich gerne in Wurst, Fleisch, Käse, Süßigkeiten, Knabbergebäck und Fertiggerichten. Seien Sie besonders aufmerksam, wenn Sie auswärts essen oder Fertigprodukte konsumieren!

Achten Sie auf die Fettqualität

Nahrungsfette sind verschieden zusammengesetzt – man unterscheidet gesättigte und ungesättigte Fettsäuren. Vor allem tierische Lebensmittel (Butter, Fleisch, Wurst, Käse, Schmalz etc.), aber auch Kokosfett, Kekse und Schokolade enthalten mehr gesättigte Fettsäuren. Sie erhöhen den Cholesterinspiegel und wirken sich ungünstig auf die Blutgefäße aus.

Nun zu den ungesättigten Fettsäuren. Die Faustregel lautet hier: Je flüssiger ein Fett, umso höher ist der Anteil an ungesättigten Fettsäuren.

Man unterscheidet Öle, die reich an Ölsäure (Omega-9-Fettsäure), Linolsäure (Omega-6-Fettsäure) bzw. alpha-Linolensäure (Omega-3-Fettsäure) sind. Linol- und alpha-Linolensäure kann unser Körper nicht selbst herstellen. Wir müssen sie also mit Lebensmitteln aufnehmen. Sie dienen nicht nur als Energiespeicher, sondern sind u.a. wichtige Bestandteile unserer Zellwände. Olivenöl ist reich an Ölsäure. Getreidekeimöle und Sojaöl enthalten mehr Linolsäure. Mit Linsen, grünen Blattgemüsen, Rapsöl, Walnussöl und Walnüssen können Sie alpha-Linolensäure aufnehmen.

TRINKEN SIE AUSREICHEND

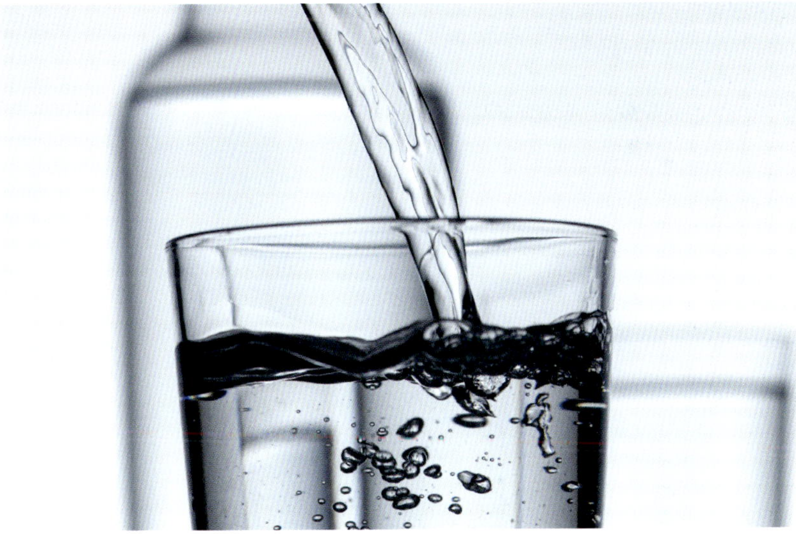

Abb. 22: Leitungs- und Mineralwasser, aber auch ungezuckerter Tee sind die optimalen, gesunden Durstlöscher.

Trinken Sie mindestens eineinhalb bis zwei Liter pro Tag. Leitungswasser, Mineralwasser, ungezuckerter Pfefferminztee, Kräuter- oder Früchtetees und mit Süßstoff gesüßte Limonaden (light) sind gute Durstlöscher. Gesüßte Getränke verdünnen Sie am besten mit Wasser. Prinzipiell empfehlen wir, stark verdünnten Säften gegenüber Light-Getränken den Vorzug zu geben. Trinken Sie alkoholische Getränke nur in kleinen Mengen und wenn, dann zum Essen (Gefahr der Unterzuckerung = Hypoglykämie bei Patienten mit Insulintherapie).

Verändern Sie Ihr Ernährungsverhalten – viele Wege führen zur Normalisierung Ihres Blutzuckers und Ihres Körpergewichts.

HÄUFIGKEIT DER MAHLZEITEN

Starten Sie Ihren Tag mit einem Frühstück. Damit führen sie Ihrem Körper die nötige Energie zu. Studien zeigen: Menschen, die regelmäßig essen und frühstücken, haben ein geringeres Risiko, an Herz-Kreislauf-Krankheiten und Diabetes zu erkranken.

- Achten Sie darauf, regelmäßig, bewusst und qualitativ hochwertig zu essen.
- Essen Sie langsam, nehmen Sie sich Zeit!
- Vermeiden Sie es, nebenher oder „to go“ zu essen. Vor allem sollten Sie es vermeiden, vor dem TV oder Computer nebenbei zu essen.
- Mit Hilfe einer Diätberatung (wird über Diabetesärzte oder Spezialambulanzen angeboten) kann die Häufigkeit und Auswahl der Mahlzeiten individuell geplant werden.
- Legen Sie Pausen zwischen den Mahlzeiten ein, zumindest fünf Stunden. Die Zeiten, in denen Diabetiker ständig essen mussten, um keine Unterzuckerung zu erleiden, sind längst vorbei. Sowohl OAD als auch moderne Insuline haben ein deutlich geringeres Hypoglykämierisiko als ältere Substanzen.

ZIEL 2: NORMALISIERTES KÖRPERGEWICHT

DIE „MORGEN"- UND DIE „WENN ..., DANN ..."-DIÄT

Die Normalisierung des Körpergewichts sollte langfristig und nachhaltig sein. Abnehmdiäten, die hohe Gewichtsabnahmen in kurzer Zeit versprechen, sind keine Erfolgsfaktoren für ein dauerhaftes Normalgewicht. Das Gegenteil ist in der Regel der Fall – auf die Gewichtsabnahme folgt oft eine noch größere Gewichtszunahme. Aber warum? Man quält sich selbst mit einseitiger Speisen- und Lebensmittelauswahl. Sie hegen ständig den Gedanken „Wenn ich so viel abgenommen habe, ... dann kann ich wieder normal essen."

NORMALISIERUNG DURCH VERÄNDERUNG

Bevor Sie das Projekt Ernährungsumstellung beginnen, gehen Sie in Ruhe die folgende Checkliste durch. Überlegen Sie, was für eine Ernährungsumstellung spricht.

Checkliste Ernährungsumstellung

Hat Ihr derzeitiges Essverhalten Nachteile? Wenn ja, welche?	
Welche Vorteile hat die Veränderung des Ernährungsverhaltens?	
Was können Sie tun?	
Was wird dann anders sein?	

Welche Veränderungen haben Sie schon einmal geschafft, wie haben Sie das geschafft? Erkennen Sie Ihr eigenes Potenzial – Sie haben Fähigkeiten, die Ihnen möglicherweise noch nicht bewusst sind. Mit einem besseren Wissen um die eigenen Möglichkeiten sollte es Ihnen jetzt leichter fallen, Ihrer Gesundheit entgegenstehende Gewohnheiten zu verändern.

Es gibt keine allgemeingültige Vorgangsweise für alle Patienten. Aber es gibt für jeden Patienten einen Weg.

Sie kennen die verschiedenen Möglichkeiten – womit wollen Sie beginnen?	
Was könnte Ihnen leichtfallen?	
Was hat früher schon funktioniert?	
Was macht Ihnen Sorgen?	

Ein Beispiel: Sie können nicht auf ihren geliebten Liter Vitaminsaft verzichten, den Sie vormittags im Büro trinken? Er gibt Ihnen Energie und Vitamine? Richtig, er gibt Ihnen Energie, viel sogar, genau genommen ca. 600 kcal, also so viel wie Ihr Mittagessen, das Sie in Kürze erwartet. Und die entgangenen Vitamine können Sie rasch nachliefern, indem Sie zu Mittag einen Salat dazu essen oder sich als Zwischenmahlzeit einen Apfel gönnen oder zwei Orangen auspressen.

Vertrauen Sie auf Ihre Stärken. Sie können eine Normalisierung Ihres Blutzuckers durch eine andere Speisen- und Lebensmittelauswahl schaffen.

Vermeiden Sie starre Regeln wie „Ab morgen esse ich keine Süßigkeiten mehr."

Derartig starre Regeln programmieren das Scheitern Ihres Vorsatzes. Formulieren Sie ein realistisches Ziel mit einem gewissen Spielraum. Legen Sie für sich auch einen Zeitraum fest, in dem Sie Ihr Ziel erreichen wollen. Beginnen Sie mit den Veränderungen, die schon einmal funktioniert haben.

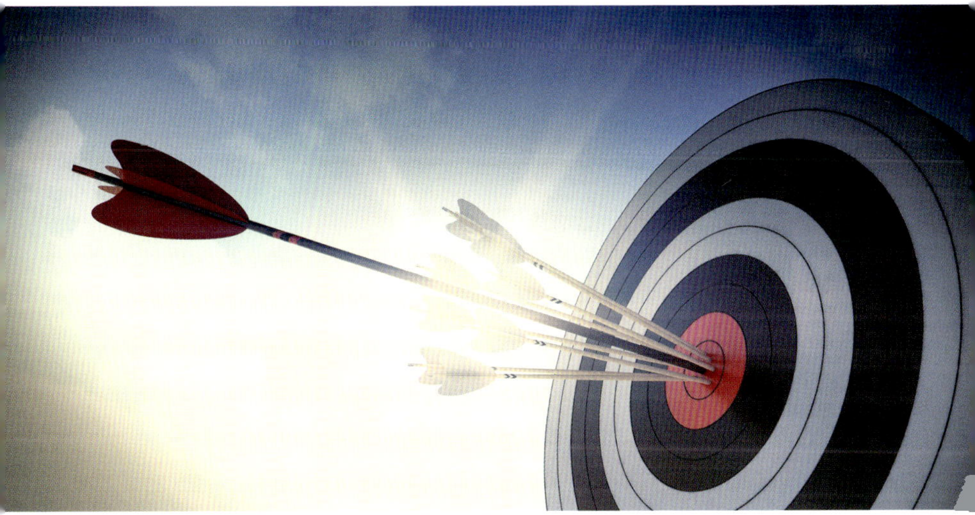

Abb. 23: Setzen Sie sich realistische Ziele bei der Ernährungsumstellung – denken Sie außerdem daran, Ihre Ziele stets positiv zu formulieren.

Protokollieren Sie für sich selbst Ihre Ziele und überprüfen Sie, ob Sie diese erreicht haben. Wenn nicht, waren die Ziele vielleicht zu hoch gesteckt – dann sollten Sie sie umformulieren. Denken Sie dabei daran, Ihre Ziele positiv zu formulieren.

- **Seien Sie offen für Neues, geben Sie sich die Zeit, sich daran zu gewöhnen.**
- **Formulieren Sie Ihre Ziele realistisch.**
- **Nähern Sie sich langsam, aber stetig Ihren Zielen an.**
- **Geben Sie nicht auf, wenn nicht gleich alles klappt, was Sie sich vorgenommen haben!**

Das Protokoll kann folgendermaßen aussehen:

Woche: ________

Ziel	
Um mein Ziel zu erreichen, werde ich Folgendes tun:	
mögliches Hindernis	
mögliche Lösung	
Ziel erreicht?	☐ Ja ☐ Nein
Wenn nein, welche Gründe gab es?	
Gibt es eine Möglichkeit, das Ziel trotzdem zu erreichen?	

RAUCHVERZICHT

Rauchverzicht wirkt sich bei Diabetikern in vielerlei Hinsicht positiv aus. Durch Rauchverzicht kommt es zu einer

- Reduktion des Risikos für Gefäßkomplikationen (Mikro- und Makroangiopathie),
- Verbesserung der Stoffwechsellage und
- Reduktion des Blutdrucks.

Checkliste: Ganzheitliche Behandlung des Diabetes	
☐	HbA1c: persönliches Ziel erreichen
☐	bei Bluthochdruck: Blutdruck senken
☐	Blutfette: LDL-Cholesterin < 70 mg/dl (oder um 50% senken)
☐	nicht rauchen
☐	Bewegung (Ausdauer und Kraft)
☐	gesunde Ernährung
☐	Gewicht halten bzw. reduzieren (minus 5–10%)
☐	gegebenenfalls Blutverdünnung
☐	Stress reduzieren
☐	ausreichend Schlaf

ZUSAMMENFASSUNG

Bei der Behandlung von Diabetes hat sich die Kombination aus Allgemeinmaßnahmen und medikamentöser Therapie bewährt.

Zu den Allgemeinmaßnahmen zählen Schulung, körperliche Aktivität und Ernährungsumstellung. All diese Maßnahmen sollen dauerhaft durchgeführt werden, und es empfiehlt sich, sie Schritt für Schritt in den Alltag einzubauen.

Rauchen erhöht nicht nur das Diabetesrisiko, sondern trägt wesentlich zur Entwicklung von Spätkomplikationen bei. Genauso wie hoher Blutzucker und Bluthochdruck ist Rauchen „Gift" für unsere Gefäße, die dadurch langfristig geschädigt werden – ein gefährlicher Prozess, der ab einem gewissen Zeitpunkt nicht mehr aufzuhalten ist. Die Folgen sind Herzinfarkt, Schlaganfall, Fußamputationen und vieles mehr.

Wer sich bereits bei erhöhtem Diabetesrisiko (Veranlagung, Prädiabetes, Diabetes in der Schwangerschaft) an die in diesem Kapitel genannten Allgemeinmaßnahmen hält, verringert sein Risiko, an Diabetes und Spätkomplikationen zu erkranken, deutlich!

MEDIKAMENTÖSE THERAPIE

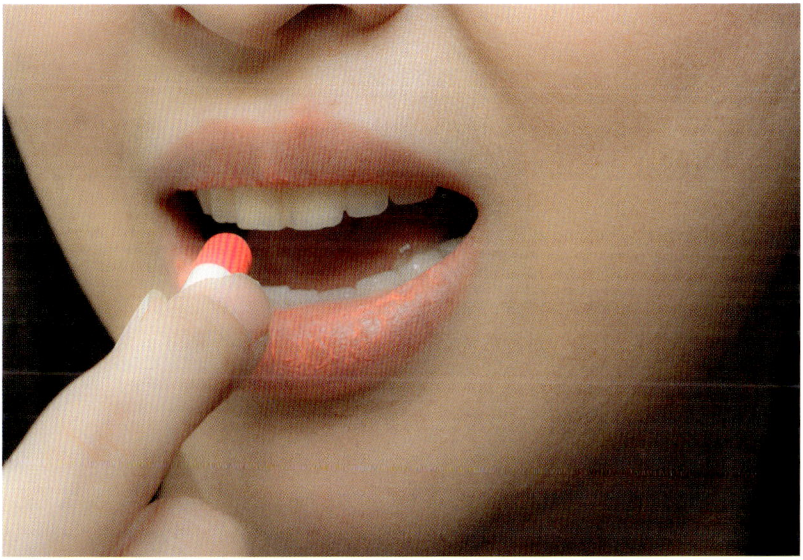

Abb. 24: Ziel der medikamentösen Therapie ist nicht allein das Absenken des Blutzuckers, sondern im besten Fall auch die Verringerung des Herz-Kreislauf-Risikos.

In diesem Kapitel wird auf die medikamentöse Therapie bei Typ-2-Diabetes eingegangen. Sie wird begleitend zu den Allgemeinmaßnahmen begonnen und je nach Bedarf gesteigert. Zu Beginn der Therapie des Typ-2-Diabetes stehen die oralen Antidiabetika (kurz: OAD). Hier handelt es sich um Tabletten, die über verschiedene Mechanismen den Blutzuckerspiegel senken und somit langfristig das Auftreten von diabetischen Spätschäden verhindern sollen. Die Effekte sind oft nicht gleich spürbar, aber langfristig von großer Bedeutung.

Erfahren Sie, wie diese Medikamente wirken, für wen sie geeignet sind und wem sie nicht empfohlen werden. In den sogenannten „Beipackzetteln“ müssen sämtliche Nebenwirkungen, die jemals mit dem Medikament in Verbindung gebracht wurden, aufgelistet werden. In diesem Kapitel erwähnen wir vor allem jene Nebenwirkungen, die sowohl laut der aktuellen wissenschaftlichen Literatur als auch nach unserer klinischen Erfahrung häufig und erwähnenswert sind und über die Patienten Bescheid wissen sollten.

Wenn trotz der Einnahme eines oder mehrerer OAD der Blutzuckerspiegel nicht im Zielbereich gehalten werden kann, ist dies ein Hinweis auf einen zunehmenden Insulinmangel, der durch Tabletten nicht kompensiert werden kann. Man spricht dann vom sogenannten Sekundärversagen – damit ist der Zeitpunkt für die Insulintherapie beim Typ-2-Diabetes gekommen. Auch über diese erfahren Sie alles: die verschiedenen Insuline, Insulintherapie-Formen und Nebenwirkungen.

ORALE ANTIDIABETIKA (OAD)

Im Folgenden erfahren Sie mehr über die sogenannten oralen Antidiabetika, kurz OAD genannt. Die verschiedenen Medikamente werden nach ihrem Wirkmechanismus (also danach, wo sie ansetzen) unterteilt. Aus praktischen Gründen werden hier nur die Wirkstoffe/Substanzen, nicht die „Produktnamen" genannt. Sie finden jedoch auf jeder Medikamentenpackung die Substanz (= Wirkstoff) aufgedruckt.

Abb. 25 zeigt das Stufenschema der Diabetestherapie und welche Möglichkeiten der Kombinationstherapien es gibt. Ganz oben steht die Lebensstilmodifikation, die immer als Begleittherapie fortgesetzt werden sollte, da sie nicht nur dabei hilft, die Medikamente zu reduzieren, sondern vor allem das Wohlbefinden steigert. Zwei- (duale Therapie) oder Dreifach- (Triple-Therapie) Kombinationen aus OAD sind häufig und werden meist gut vertragen. Wenn trotz der Dreifach-Kombination das Blutzuckerziel nicht erreicht werden kann, sollte eine Insulintherapie angedacht werden.

Gesunder Lebensstil mit regelmäßiger körperlicher Aktivität (mind. 150 Minuten/Woche), ausgewogener Ernährung und Gewichtsreduktion (optimal -7% des Ausgangsgewichtes), Diabetes-Schulung						
Monotherapie	Metformin	Metformin	Metformin	Metformin	Metformin	Metformin
Nicht-Erreichen des HbA1C-Ziels nach 3 Monaten: Beginn einer Kombinationstherapie aus 2 Substanzen (Duale Therapie)						
Duale Therapie	Metformin	Metformin	Metformin	Metformin	Metformin	Metformin
	+	+	+	+	+	+
	Sulfonylharnstoff	Pioglitazon	Glitpin	SGLT-2-Hemmer	GLP-1-Rezeptoragonist	Basalinsulin
Nicht-Erreichen des HbA1C-Ziels nach 3 Monaten: Beginn einer 3-fach-Komination (Tripel-Therapie)						
Tripeltherapie	Metformin	Metformin	Metformin	Metformin	Metformin	Metformin
	+	+	+	+	+	+
	Sulfonylharnstoff	Pioglitazon	Glitpin	SGLT-2-Hemmer	GLP-1-RA.	Basalinsulin
	+	+	+	+	+	+
	Pioglitazon	SulfonylHS.	SulfonylHS.	SulfonylHS.	SulfonylHS.	Pioglitazon
	oder Glitpin	oder Glitpin	oder Pioglitazon	oder Pioglitazon	oder Pioglitazon	oder Glitpin
	oder SGLT-2-H.	oder SGLT-2-H.	oder SGLT-2-H.	oder Glitpin	oder Basalinsulin	oder SGLT-2-H.
	oder GLP-1-RA.	oder GLP-1-RA.	oder Basalinsulin	oder Basalinsulin		oder GLP-1-RA.
	oder Basalinsulin	oder Basalinsulin				
Nicht-Erreichen des HbA1C-Ziels trotz Tripel-Therapie. Sekundärversagen!						

Abb. 25: Stufenschema der Diabetestherapie

Es gibt mittlerweile zahlreiche sinnvolle Kombinationspräparate, die die Tabletteneinnahme erleichtern. Eine laufende Therapieanpassung und – über die Zeit auch – Therapiesteigerung gehört zum natürlichen Krankheitsverlauf, auch wenn die einzelnen Therapiestufen sehr unterschiedlich lang anhalten können.

Für alle Therapieformen gilt: Es ist wichtig, dass diese nicht nur den Blutzucker senken, sondern auch das Herz-Kreislauf-Risiko nicht erhöhen, sondern im besten Fall sogar reduzieren.

Und keine Angst vor neuen Medikamenten – alle neu zugelassenen Arzneimittel müssen unter strengen Auflagen der Arzneimittelbehörden ihre Sicherheit beweisen.

METFORMIN

Metformin ist das wohl bekannteste und am weitesten verbreitete Diabetesmedikament. Und das ist gut so. Denn neben seiner blutzuckersenkenden Wirkung werden ihm positive Effekte auf das Herz-Kreislauf-System und die Tumorprävention nachgesagt.

Wie senkt Metformin den Blutzucker?
Der Wirkmechanismus von Metformin ist noch nicht bis ins Detail bekannt. Die bekannteste Wirkung ist die Hemmung der Zuckerneubildung in der Leber. Durch die Insulinresistenz und damit verminderte Wirkung von Insulin an den Leberzellen wird die Neubildung von Zucker zu wenig gehemmt, auch wenn der Blutzucker normal oder sogar erhöht ist. Normalerweise brauchen wir die sogenannte Glukoneogenese (Neubildung von Zucker) zur Verhinderung des Blutzuckerabfalls während des Fastens. Es ist bekannt, dass durch die Insulinresistenz beim Typ-2-Diabetes die Glukoneogenese zu wenig gebremst wird, sodass sie auch bei normalen oder hohen Blutzuckerwerten läuft und Zucker gebildet wird. Dies führt dazu, dass der Blutzucker weiter ansteigt.

Metformin verbessert die Insulinwirkung in der Leber und reduziert die Zuckerneubildung, ohne dass dadurch ein höheres Risiko für Unterzuckerungen entsteht.

Daneben sind noch andere positive Effekte wie eine Reduktion des Herz-Kreislauf-Risikos bei übergewichtigen Typ-2-Diabetikern beobachtet worden; sogar eine krebshemmende Wirkung wurde in einigen Studien beschrieben.

Welche Nebenwirkungen können auftreten?
Übelkeit, Erbrechen, Durchfall; ganz selten, vor allem bei stark eingeschränkter Nierenfunktion, eine sogenannte Laktatazidose (= durch eine Anhäufung von Milchsäure entsteht ein saurer pH-Wert im Blut).

Wer darf es nicht nehmen?
Patienten mit stark eingeschränkter Nieren- und schwerer Leberfunktionsstörung.

Dosierung
Meist 1.000 bis 2.000 mg (1–2 g) täglich; wird Metformin nur einmal täglich eingenommen, empfiehlt es sich, die Dosis abends einzunehmen, da sowohl die Wirkung (die Glukoneogenese läuft hauptsächlich in der Nacht ab) als auch die Verträglichkeit besser ist.

Metformin gilt als Erstlinien-Medikament bei der Behandlung von Diabetes. Mit ihm sollte daher bei allen neudiagnostizierten Diabetikern – sofern keine Kontraindikation vorliegt – begonnen werden.

SULFONYLHARNSTOFFE UND GLINIDE

Zu dieser Gruppe zählen folgende Substanzen:

- Sulfonylharnstoffe: Glibenclamid, Gliclazid, Glimepirid
- Glinide: Nateglinid, Repaglinid

Wie senken diese Medikamente den Blutzucker?
Diese Substanzen wirken über eine Steigerung der Insulinausschüttung aus den beta-Zellen der Bauchspeicheldrüse. Somit wird ein gesteigerter Insulinbedarf, z. B. nach einer Mahlzeit, gedeckt. Die Insulinausschüttung erfolgt unabhängig von der Nahrungsaufnahme, d.h., auch wenn nichts gegessen wird. Deshalb können bei unregelmäßigem Essen bzw. Auslassen einer Mahlzeit Unterzuckerungen auftreten.

Da es mittlerweile andere Substanzklassen mit geringerem Risiko für Unterzuckerungen und Gewichtszunahme gibt, die aber ebenfalls die Insulin-Sekretion steigern können, sollten diese neueren Substanzen bevorzugt werden. Vor allem bei älteren Menschen oder Personen mit eingeschränkter Nierenfunktion können die Nebenwirkungen der Sulfonylharnstoffe häufiger und ausgeprägter sein.

Nebenwirkungen
Unterzuckerung, Gewichtszunahme.

Wer darf es nicht nehmen?
Patienten mit hohem Risiko für Unterzuckerungen.

Dosierung
Meist morgens und mittags je nach Substanz; bei eingeschränkter Nierenfunktion muss die Dosis reduziert werden.

Sulfonylharnstoffe und Glinide zählen zu den sogenannten Insulinsekretagoga: Das bedeutet, dass sie zu einer gesteigerten Insulinausschüttung führen. Sie können somit – wie Insulin – auch zu Unterzuckerungen führen und sollten daher nicht (erstes) Mittel der Wahl sein.

PIOGLITAZON

Pioglitazon zählt zur Gruppe der sogenannten Glitazone und ist das derzeit einzige Präparat dieser Klasse auf dem Markt.

Wie senkt Pioglitazon den Blutzucker?
Pioglitazon ist ein sogenannter Insulin-Sensitizer – das bedeutet: Es steigert

die Insulinempfindlichkeit und wirkt somit der Insulinresistenz entgegen. Dabei kommt es zu einer Verschiebung des in der Zelle abgelagerten Fettes ins Unterhautfettgewebe, wodurch sich der Zellstoffwechsel und in weiterer Folge die Insulinempfindlichkeit verbessern.

Als weiterer möglicher Nutzen von Pioglitazon konnte in Studien gezeigt werden, dass Patienten nach einem Herzinfarkt oder nach einem Schlaganfall besonders profitieren. Ein Vorteil ist auch, dass Patienten mit schweren Nierenfunktionsstörungen dieses Medikament weiter einnehmen können. Die möglichen Vor- und Nachteile müssen individuell abgewogen werden.

Nebenwirkungen
Flüssigkeitseinlagerungen (die vor allem bei Patienten mit „Herzschwäche" gefährlich sein können), Knochenbrüche bei Frauen nach der Menopause mit hohem Osteoporoserisiko.

Wer darf Pioglitazon nicht nehmen?
Patienten mit Herzschwäche, Lebererkrankungen (ausgenommen Fettleber); zudem wird Frauen in der Menopause davon abgeraten.

Dosierung
Meist einmal täglich, es gibt Kombinationspräparate mit Metformin oder Gliptinen.

INKRETIN-BASIERTE THERAPIEN

Die hier beschriebenen Medikamente wirken über eine Steigerung des sogenannten Inkretineffekts. Dieser Effekt beschreibt die gesteigerte Insulinausschüttung nach oraler im Vergleich zu intravenöser Zuckerverabreichung: Beim Gesunden wird deutlich mehr Insulin ausgeschüttet, wenn Glukose über die Nahrung (statt über die Vene) aufgenommen wird. Bei Patienten mit Typ-2-Diabetes ist dieser Inkretineffekt vermindert oder kann sogar ganz ausbleiben.

Bei Inkretinen handelt sich es um körpereigene Hormone des Verdauungstrakts, die bei der Nahrungsaufnahme ausgeschüttet werden. Sie werden bereits beim Riechen, Schmecken, Kauen und in weiterer Folge beim Schlucken und bei der Verdauung von Kohlenhydraten ausgeschüttet und führen zu einer essensabhängigen Insulinausschüttung. Letzteres ist wichtig, denn es bedeutet, dass nur dann Insulin ausgeschüttet wird, wenn auch wirklich gegessen wird und somit die Gefahr von Unterzuckerungen sehr niedrig ist.

Neben ihrer Wirkung auf die Insulinausschüttung fördern Inkretine zudem die Nachbildung des Insulins und die „Erholung" der insulinproduzierenden Zellen, senken die überschießende Glukagonausschüttung (Glukagon ist als kontrainsulinäres Hormon bei den Begriffserklärungen auf Seite 22 beschrieben) und führen zu einer Verzögerung der Magenentleerung, d.h., man bleibt länger satt. Das erklärt, warum diese Medikamente einen neutralen Effekt auf das Körpergewicht haben und bei einigen Patienten sogar zu einer deutlichen Gewichtsabnahme führen.

Der Inkretineffekt beschreibt die gesteigerte Insulinausschüttung nach oraler im Vergleich zu intravenöser Zuckerverabreichung und ist bei Patienten mit Typ-2-Diabetes deutlich reduziert.

Es gibt zwei Möglichkeiten, den Inkretineffekt zu verstärken:

- Die sogenannten Gliptine (= Dipeptidylpeptidase-4-Inhibitoren, kurz DPP-IV-Hemmer) hemmen den Abbau jener Enzyme, die körpereigene Hormone abbauen, was dazu führt, dass diese länger leben und wirken können. Gliptine sind orale Medikamente, die in Form von Tabletten eingenommen werden. Zahlreiche Wirkstoffe sind in der Kombination mit Metformin, eines sogar in Kombination mir Pioglitazon, erhältlich. Vorsicht: Verwechseln Sie die Gliptine nicht mit den Gliniden, die zuvor bei den Sulfonylharnstoffen beschrieben wurden!
- Eine weitere Möglichkeit, den Inkretineffekt zu verstärken, ist die Gabe der GLP-1-Rezeptoragonisten. Das sind Moleküle, die den körpereigenen Inkretinen nachgebaut wurden und als Injektion ins Fettgewebe appliziert werden, was aber auch zu einer deutlich stärkeren Wirkung (Effektivität) führt. Es wird wie Insulin mit Hilfe eines Pens injiziert, mit dem Unterschied, dass es eben kein Insulin ist.

Zu diesen beiden Gruppen zählen folgende Substanzen:

- Gliptine (= DPP-IV-Hemmer): Sitagliptin, Vildagliptin, Saxagliptin, Linagliptin, Alogliptin
- GLP-1-Rezeptoragonisten: Exenatide, Exenatide LAR, Liraglutide, Lixisenatide

Bisherige Ergebnisse zeigen, dass diese Substanzen neutral in Bezug auf Herz-Kreislauf-Erkrankungen sind. Ein weiterer großer Vorteil ist, dass sie das Körpergewicht nicht beeinflussen oder im Fall der GLP-1-Rezeptoragonisten sogar zu einer Gewichtsabnahme führen und das Risiko für Unterzucker nicht erhöhen.

Neueste Berichte von Studien zu GLP-1-Rezeptoragonsiten, insbesondere der Substanz Liraglutide, zeigen eine Reduktion des kardiovaskulären Risikos bei Patienten mit Typ-2-Diabetes.

Nebenwirkungen
Übelkeit, Erbrechen, Durchfall, hoher Puls (insbesondere bei **GLP-1-Rezeptoragonisten**).

Wer darf Gliptine und GLP-1-Rezeptoragonisten nicht nehmen?
Patienten, die schon einmal eine Bauchspeicheldrüsenentzündung (Pankreatitis) hatten, wird von der Einnahme abgeraten.

Dosierungen
Abhängig vom Präparat. Gliptine in Form von Tabletten einmal täglich, GLP-1-Rezeptoragonisten als subkutane Injektion einmal täglich oder einmal wöchentlich.

SGLT-2-HEMMER

Wie senken SGLT-2-Hemmer den Blutzucker?
Die derzeit jüngste, jedoch mittlerweile sehr etablierte Wirkstoffgruppe sind die sogenannten SGLT-2-Hemmer. Sie wirken an der Niere und führen zu einer

deutlich gesteigerten Ausscheidung des Zuckers über den Harn (sogenannte Glukosurie). Dies führt nicht nur zum Abfall des Blutzuckerspiegels, sondern auch zu einem deutlichen Kalorienverlust, weswegen diese Medikamente den positiven Effekt einer Gewichtsabnahme aufweisen, die meist langfristig anhält. Zudem gibt es Hinweise, dass diese Medikamente, vor allem die Substanz Empagliflozin, sehr positive Effekte auf das Herz-Kreislauf-System und möglicherweise auch insgesamt auf das Langzeit-Überleben haben, was sie selbst bei „Herzpatienten" zu einer guten Option in der Diabetestherapie macht.

Substanzen
Dapagliflozin, Canagliflozin, Empagliflozin.

Nebenwirkungen
Genitale Pilzerkrankungen (vor allem Scheidenpilz bei Frauen), Harnwegsinfekte.

Frauen, die bereits häufig unter Harnwegsinfekten oder Scheidenpilz leiden, sollten über das erhöhte Risiko Bescheid wissen und gegebenenfalls eine andere Behandlung versuchen.

Wer darf SGLT-2-Hemmer nicht nehmen?
Patienten mit deutlich eingeschränkter Nierenfunktion, wiederholten Harnwegsinfekten.

Bei Patienten mit ausgeprägtem Insulinmangel (Typ-1-Diabetes, LADA-Diabetes) sollte diese Substanzklasse nicht zum Einsatz kommen, da ungünstige Effekte beobachtet wurden.

SGLT-2-Hemmer führen zu einer vermehrten Zuckerausscheidung über den Harn, was sowohl Blutzucker, Körpergewicht als auch Blutdruck positiv beeinflusst.

BASALINSULINTHERAPIE

Ja, Sie haben richtig gelesen: Die Zugabe eines Basalinsulins (= langwirksames Insulin) zur oralen Therapie wird als „basalunterstützte orale Therapie“ (Abkürzung: BOT) bezeichnet und zählt zur oralen Diabetestherapie. Sie eignet sich hervorragend bei Patienten mit

- hohem Nüchtern-Blutzucker,
- beginnendem Sekundärversagen (siehe dazu gleich unten),
- als „Vorbereitung“ bzw. Einleitung einer Insulintherapie bei Typ-2-Diabetes.

Unter dem Begriff „BOT“ versteht man die basalunterstützte orale Therapie, bei der zusätzlich zu den oralen Antidiabetika (Tabletten) einmal täglich ein lange wirksames Insulin verabreicht wird. Wird statt dem Basalinsulin ein Mischinsulin verwendet, spricht man von Mischinsulin-unterstützer oraler Therapie (Abkürzung: MOT).

INSULINTHERAPIE BEI TYP-2-DIABETES

SEKUNDÄRVERSAGEN

Der beim Typ-2-Diabetes bestehende relative Insulinmangel kann in einen absoluten Insulinmangel übergehen (wobei der Mangel nie so stark ausgeprägt ist wie beim Typ-1-Diabetes). Man spricht vom sogenannten Sekundärversagen, wenn trotz optimaler oraler Therapie (meist zwei bis drei verschiedene Substanzen) das HbA1c-Ziel nicht erreicht werden kann und die Einleitung einer Insulintherapie erforderlich wird. Im Durchschnitt ist dieser Zeitpunkt nach zehn Jahre anhaltendem Diabetes erreicht, wobei bei jahrelanger guter Einstellung (HbA1c im Zielbereich) und Fortführung der Allgemeinmaßnahmen (Gewichtsreduktion, ausgewogene Ernährung, körperliche Aktivität) dieser Zeitpunkt oft erst viel später eintreten kann.

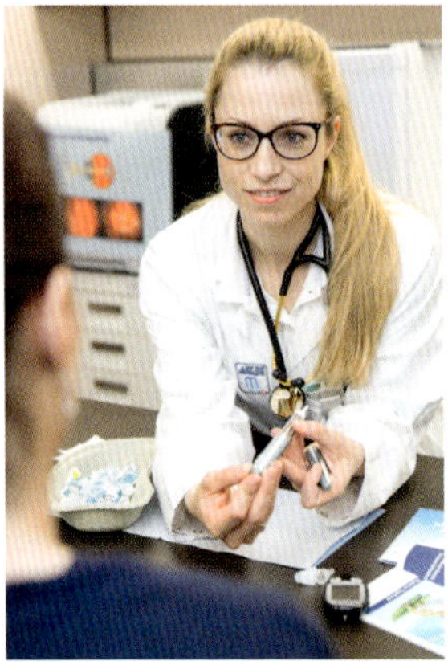

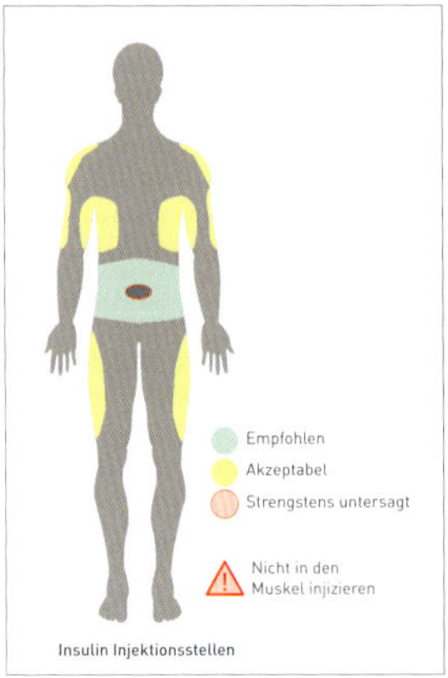

Abb. 26 (links): Therapeutisches Insulin wird mit Hilfe eines „Insulin-Pens" ins Fettgewebe unter der Haut injiziert, von wo es ins Blut gelangt. Jeder Patient bekommt eine persönliche Schulung, wie der Insulin-Pen richtig zu verwenden ist.

Abb. 27 (rechts): Die Grafik zeigt, an welchen Körperstellen das Setzen des Pens empfohlen ist.

Wird mit einer Insulintherapie begonnen, können manche, aber nicht alle oralen Antidiabetika weiter gegeben werden, da sie den Insulinbedarf, d.h. die tägliche Insulinmenge, und somit das Risiko für Unterzuckerungen reduzieren. Die Gabe von Metformin sollte – wenn möglich – beibehalten werden.

Beim Sekundärversagen handelt es sich nicht um das Versagen des Patienten, sondern um einen natürlichen Prozess, der bei langjährig bestehendem Diabetes eintritt. Die Insulintherapie stellt hierbei keine Strafe, sondern – im Gegenteil – die Möglichkeit zur Fortführung einer guten Blutzuckereinstellung dar. Viele Patienten profitieren sogar von dieser Umstellung, da sie unter der Insulintherapie die Nahrungsaufnahme flexibler gestalten und unmittelbar Einfluss auf ihren Blutzuckerwert nehmen können.

VORÜBERGEHENDE INSULINTHERAPIE

Eine vorübergehende Insulintherapie kann notwendig sein in Situationen mit erhöhtem Insulinbedarf (akute Erkrankung, Infektionen, Cortisontherapie) sowie zur optimalen Blutzuckerkontrolle rund um eine geplante Operation. Normalisiert sich der Insulinbedarf (z.B. nach Abklingen der Infektion), kann wieder auf die orale Therapie umgestellt werden.

Welche Insuline gibt es?
Therapeutisches Insulin wird mit Hilfe eines „Pens“ (siehe Abb. 26) ins Fettgewebe unter der Haut injiziert, von wo es ins Blut gelangt.

Heutzutage werden nahezu ausschließlich sog. **Insulin-Analoga** verwendet. Das sind synthetische, im Labor hergestellte Insulinmoleküle, die dem menschlichen Insulin sehr ähnlich sind, jedoch hinsichtlich ihrer Resorption (Aufnahme aus dem Fettgewebe in die Blutbahn) sowie Wirkdauer verbessert wurden.

Die Insulinmenge wird in Internationalen Einheiten (IE) oder Units (U) angegeben. Dabei senkt 1 IE (kurzwirksames) Insulin den Blutzucker je nach Insulinempfindlichkeit um 30–70 mg/dl. D.h., dass bei einem schlanken, sportlichen Menschen mit hoher Insulinsensitivität 1 IE den Blutzucker um bis zu 70 mg/dl senken kann, während sie bei übergewichtigen Personen mit ausgeprägter Insulinresistenz lediglich eine Blutzuckersenkung von 30 mg/dl bewirken wird. Ein insulinempfindlicher Mensch benötigt täglich ca. 0,5–1 IE/kg Körpergewicht. Das bedeutet, dass eine 70 kg schwere Person einen Tagesinsulinbedarf von ca. 50 IE aufweist.

Bei den Insulinen unterscheidet man zwischen drei Gruppen:

KURZWIRKSAME INSULINE

Kurzwirksame Insuline werden auch als **prandiale Insuline** bezeichnet, da sie den prandialen (kurzfristig erhöhten) Insulinbedarf nach der Nahrungsaufnahme abdecken.

Die heutzutage verwendeten Substanzen haben ein sehr ähnliches Wirkprofil. Sie beginnen kurz (10–15 Min.) nach der Injektion zu wirken und ihre Wirkung hält für ca. drei bis vier Stunden an. Das ist wichtig zu wissen, denn auch wenn der Blutzucker in dieser Zeit noch nicht im Zielbereich ist, sollte man mit der nächsten Insulingabe warten, da sonst die Gefahr einer Unterzuckerung besteht.

Substanzen
Insulin aspart, Insulin lispro und Insulin glulisin.

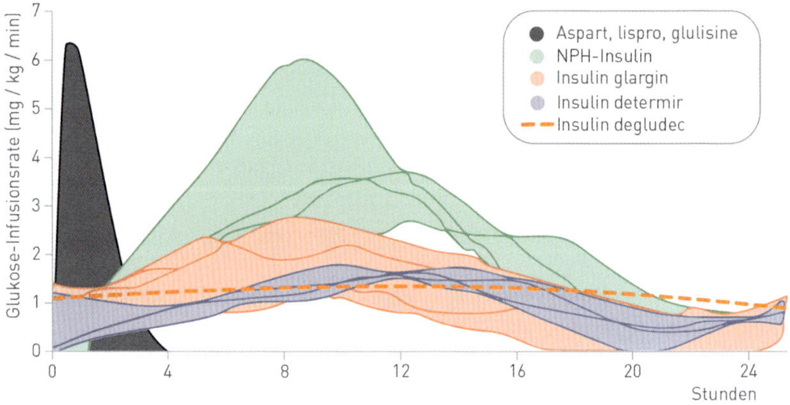

Abb. 28: Bei den Insulinen unterscheidet man drei Gruppen: kurzwirksame und langwirksame sowie Mischinsuline. Deutlich zu sehen: Die langwirksamen Insuline haben längere und deutlich flachere Konzentrationsverläufe.

LANGWIRKSAME INSULINE

Langwirksame Insuline werden auch als **Basalinsuline** bezeichnet, da sie den basalen Insulinbedarf decken. Insulin wird also nicht nur zur raschen Blutzuckersenkung nach dem Essen benötigt, sondern ist in einer gewissen Konzentration stets vorhanden. Der sogenannte basale Insulinbedarf bezeichnet den Bedarf an Insulin während des Fastens, wo Insulin vor allem auch als wichtiger Wachstumsfaktor und zur Verhinderung der Lipolyse und Ketonkörperbildung benötigt wird. Unter Letzterem versteht man die ungebremste Freisetzung freier Fettsäuren aus dem Fettgewebe (Fettabbau) bei Insulinmangel und anschließender Bildung sogenannter Ketonkörper in der Leber, die dann zu einer „Übersäuerung" des Blutes (= Azidose) führen.

Substanzen

NPH-Insulin, Analoga: Insulin detemir, Insulin glargin U-100, Insulin glargin U-300, Insulin degludec.

In Abb. 28 sehen Sie die Wirkprofile der verschiedenen Basalinsuline (Substanzen), die eine Wirkdauer von 12 bis 48 Stunden aufweisen.

Basalinsuline kommen auch bei der sogenannten basalunterstützten oralen Therapie (BOT) zum Einsatz. Hierbei werden sie meist einmal täglich, meistens abends, verabreicht, was den Anstieg des Blutzuckers in der Nacht verhindern soll (siehe bzgl. BOT ausführlicher auf Seite 92).

MISCHINSULIN

Unter einem Mischinsulin versteht man eine Fertigmischung aus einem kurzwirksamen und einem langwirksamen Insulin in einer Ampulle bzw. in einem Pen. Dabei bezieht sich die Zahl, die dem Medikamentennamen folgt, auf den Anteil des kurzwirksamen Insulins, d.h., bei der Endung „30" bedeutet dies einen Anteil an kurzwirksamem Insulin von 30%, während das Basalinsulin 70% ausmacht.

Mischinsuline sind zwar praktisch, setzen aber eine regelmäßige Nahrungsaufnahme voraus und ermöglichen wenig Flexibilität.

FORMEN DER INSULINTHERAPIE

Bei einer Insulintherapie wird ein kurzwirksames mit einem langwirksamen Insulin kombiniert. Dabei soll das langwirksame Insulin den sogenannten basalen Insulinbedarf decken und das kurzwirksame Insulin den Blutzuckeranstieg nach dem Essen abfangen.

Die Entscheidung, welche Form der Insulintherapie für Sie am besten geeignet ist, sollte von Ihrem betreuenden Arzt entschieden werden. Oft ist es in diesem Zusammenhang hilfreich zu besprechen, welche Therapieform am besten in Ihren Alltag passt.

KONVENTIONELLE INSULINTHERAPIE

Bei der konventionellen Insulintherapie wird zwei- bis dreimal täglich ein Mischinsulin zu den Hauptmahlzeiten gespritzt. Diese Therapieform setzt regelmäßige Mahlzeiten voraus. Zudem sollten die Mahlzeiten einigermaßen gleichmäßig verteilt und zusammengesetzt (vor allem der Kohlenhydratanteil) sein. Diese Therapieform ist einfach, lässt aber wenig Flexibilität zu.

KONVENTIONELL-INTENSIVIERTE INSULINTHERAPIE

Basal- und Essensinsulin werden hierbei aufgeteilt und unabhängig voneinander verabreicht. Das Basalinsulin wird ein- bis zweimal täglich (meist abends oder morgens) gespritzt. Das Essensinsulin wird in fix festgelegten Einheiten zu den Mahlzeiten gespritzt. Im Gegensatz zur konventionellen Insulintherapie erlaubt es diese Form der Insulintherapie, eine Mahlzeit auszulassen und/oder weniger zu essen bzw. zu spritzen.

FUNKTIONELLE INSULINTHERAPIE (FIT)

Die FIT-Therapie (auch „Basis-Bolus-Therapie“ genannt) stellt die „Königsdisziplin“ der Insulintherapie dar. Dabei wird eine festgelegte Menge an Basalinsulin ein- bis zweimal täglich gespritzt. Diese Menge sollte so berechnet sein, dass es auch in Perioden des Fastens, also zwischen den Mahlzeiten, zu keinem Abfall oder Anstieg des Blutzuckers kommt. Zu den Mahlzeiten wird die Dosis des Essensinsulins abhängig vom präprandialen (vor dem Essen gemessenen) Blutzucker sowie der geplanten Kohlenhydratmenge berechnet. Die Kohlenhydratmenge wird dabei in sogenannten Broteinheiten (BE) berechnet. Das erlaubt es Diabetikern zu essen, wann, wo und so oft sie wollen.

Für die Durchführung einer FIT ist eine eigene Schulung, die meist eine Woche dauert, erforderlich. Bei dieser Schulung wird die BE-Berechnung der Kohlenhydrate erlernt sowie der individuelle Insulinbedarf ermittelt. Zudem werden sogenannte Korrekturalgorithmen festgelegt – diese erlauben es den Patienten, den Blutzucker auch zwischendurch zu korrigieren. Während des Kurses soll zudem ein sogenannter „Fasttag“ absolviert werden, an dem die Basalinsulindosis festgelegt wird. Hierfür wird ab dem Abendessen für 24 Stunden nichts gegessen und Abweichungen des Blutzuckerzielwertes (meist 100 mg/dl) mit Broteinheiten (1 BE in Form von Traubenzucker) oder 1 IE kurzwirksames Insulin korrigiert. Die FIT ist somit die flexibelste, aber auch die aufwändigste und zeitintensivste Insulintherapie.

INSULINPUMPENTHERAPIE

Bei der Insulinpumpentherapie handelt es sich um eine Form der funktionellen Insulintherapie (FIT) – mit dem Unterschied, dass nur ein kurzwirksames Insulin von der Pumpe abgegeben wird. Kleine Mengen decken den basalen Insulinbedarf im Fastenzustand ab und werden kontinuierlich von der Pumpe abgegeben, ersetzen somit das Basalinsulin. Zu den Mahlzeiten wird der Essensinsulinbedarf errechnet und in die Pumpe eingegeben, die diesen dann abgibt.

Die Abgabe des Insulins erfolgt über einen dünnen Katheter, der im Unterhautfettgewebe platziert wird und alle drei Tage gewechselt werden muss.

NEBENWIRKUNGEN DER INSULINTHERAPIE

Die häufigste Nebenwirkung der Insulintherapie stellt die Hypoglykämie (Unterzuckerung) dar. Von einer Hypoglykämie spricht man bei einem Blutzucker < 70 mg/dl. Zu einer Hypoglykämie kommt es immer dann, wenn mehr Insulin als Glukose vorhanden ist, also wenn zu viel Insulin gespritzt und/oder zu wenig gegessen wurde.

Neben der Hypoglykämie stellt die Gewichtszunahme eine häufige Nebenwirkung dar. Sie kann jedoch verhindert werden, wenn begleitend zur Insulintherapie die Allgemeinmaßnahmen (Steigerung der körperlichen Aktivität, gesunde Ernährung, Gewichtskontrolle) eingehalten werden.

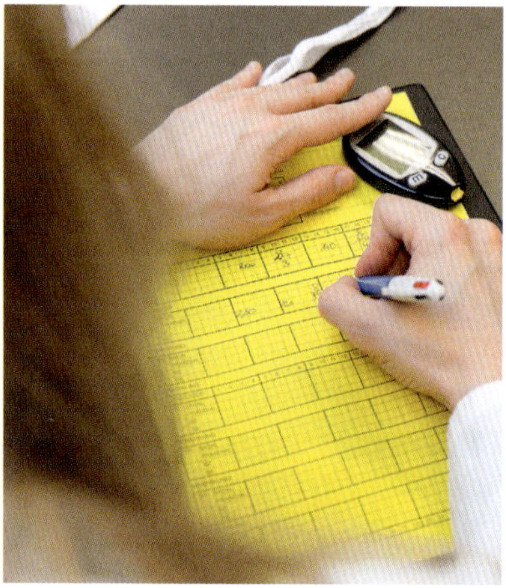

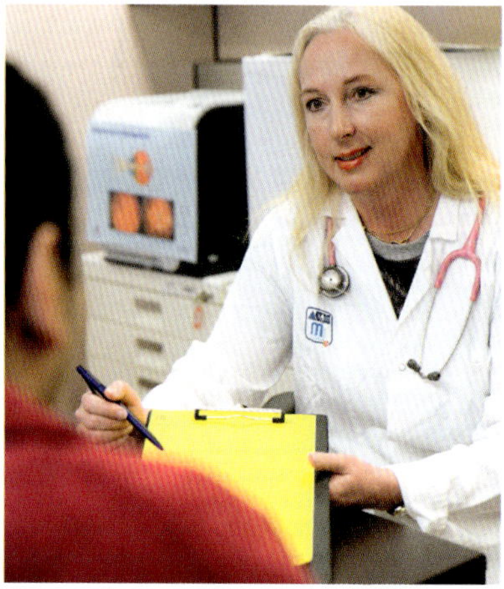

Abb. 29 und 30: Patienten mit komplexen Formen der Insulintherapie bedürfen einer spezifischen, etwa einwöchigen Schulung. Dabei werden Wissen und Fertigkeiten vermittelt, um die Insulintherapie selbst anpassen zu können. Regelmäßige Besprechungen der Blutzuckeraufzeichnungen mit den Spezialisten sind dabei notwendig.

ZUSAMMENFASSUNG

Die medikamentöse Therapie des Typ-2-Diabetes wird anhand eines Stufenschemas, beginnend mit Metformin bis hin zur Triple-Therapie, gesteigert.

Wenn trotz der Kombination dreier Substanzen das HbA1c-Ziel nicht erreicht wird, spricht man vom sogenannten Sekundärversagen und es besteht die Indikation zur Einleitung einer Insulintherapie.

Die medikamentöse Therapie sollte individuell an jeden Patienten angepasst werden – sowohl was die Auswahl der OAD als auch was die Form der Insulintherapie betrifft.

Bei übergewichtigen Diabetikern sollten Substanzen bevorzugt werden, die gewichtsneutral sind oder mit denen sogar eine Gewichtsabnahme einhergeht.

KONTROLLE DER DIABETESTHERAPIE

Das Ziel der Diabetestherapie ist die Verhinderung von Akut- und Spätkomplikationen. Vorrangiges Ziel ist es deshalb, die Blutzuckerwerte in den optimalen Zielbereich zu bringen und Unterzuckerungen zu vermeiden. Dies kann und soll mittels regelmäßiger ärztlicher Kontrollen erfolgen. Hierzu werden Verlaufsparameter herangezogen, die einen Überblick über die durchschnittlichen Blutzuckerwerte liefern. Dazu zählen die Blutzuckerselbstmessungen/-profile und der Zuckerlangzeitwert, das HbA1c. Weiters dient auch eine Untersuchung auf das Vorliegen von Spätkomplikationen als wichtige Kontrolle.

Der Erfolg der Diabetestherapie muss natürlich auch überprüft werden. Dazu eignen sich das HbA1c und die Blutzuckerselbstmessung mittels eines Blutzuckermessgeräts. Wird der Diabetes mit Allgemeinmaßnahmen und oraler Medikation (Tabletten) behandelt, erfolgt die Therapiekontrolle vorrangig über das HbA1c. Die Erstellung eines Blutzuckertagesprofils einmal pro Woche ist ebenfalls eine zusätzliche Möglichkeit der Therapiekontrolle. Hier wird empfohlen, vor jeder Hauptmahlzeit sowie vor dem Schlafengehen zu messen. Bei Patienten mit Insulintherapie sind mehrmals tägliche Blutzuckermessungen angezeigt, wobei die Anzahl der Messungen davon abhängt, wie stabil die Blutzuckerwerte sind.

Wenn Sie in Zusammenhang mit Diabetes die Begriffe „Diabeteseinstellung", „Blutzuckereinstellung" oder „Stoffwechseleinstellung" lesen, handelt es sich dabei um die Beschreibung der Diabetes- bzw. Therapiekontrolle.

Eine gute „Einstellung" bedeutet dabei, dass die Blutzuckerwerte im Zielbereich und somit unter Kontrolle sind. Während sich die Begriffe „Diabetes- und Blutzuckereinstellung" vor allem auf den Blutzucker konzentrieren, inkludiert der Begriff „Stoffwechseleinstellung" auch Parameter wie das Gewicht und die Blutfette.

HBA1C

Im Rahmen der Diabeteskontrolle empfiehlt sich eine HbA1c-Bestimmung sowohl bei oraler als auch bei Insulintherapie alle drei Monate. Längere Abstände sind bei stabiler und zufriedenstellender Blutzuckereinstellung vertretbar.

Wie im Kapitel „Wie wird Diabetes festgestellt?" (Seite 60) erwähnt, spiegelt das HbA1c die durchschnittliche Blutzuckerkonzentration der letzten drei Monate wider. Abb. 31 zeigt eine Gegenüberstellung von HbA1c und durchschnittlichem Blutzucker, d.h., bei einem HbA1c von 9% (75 mmol/mol) lag die mittlere Blutzuckerkonzentration der letzten zwölf Wochen bei 212 mg/dl. Man kann folglich davon ausgehen, dass der Blutzucker zwischen Werten von 100–300 mg/dl schwankt, was eindeutig zu hoch ist.

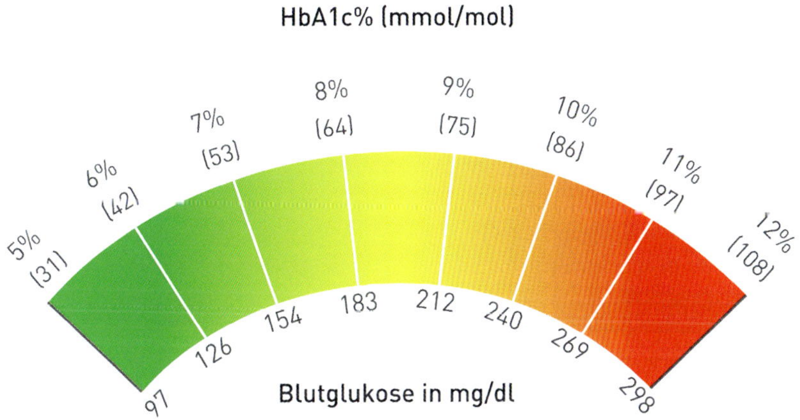

Abb. 31: Ist der HbA1c-Wert deutlich erhöht, ist auch der Blutzucker nachhaltig erhöht – dieser Wert spiegelt die durchschnittliche Blutzuckerkonzentration der vergangenen drei Monate wider.

Das HbA1c ist ein sehr stabiler Parameter, der Blutzuckerabweichungen über den gesamten Zeitraum von zwölf Wochen erfasst. Das bedeutet, dass bei einem hohen HbA1c nicht die Torte bei der letzten Geburtstagsfeier, sondern mehrere Torten schuld sind.

Für eine ausführliche Beschreibung des HbA1c-Werts siehe das Kapitel „Wie wird Diabetes festgestellt" (Seite 60).

BLUTZUCKERSELBSTMESSUNG

Bei der Therapiekontrolle sowie beim Erkennen drohender Unterzuckerungen oder zu hoher Werte helfen Blutzuckerselbstmessungen. Es gibt mittlerweile sehr gute und praktische Geräte, die Sie von Ihrem Arzt oder Diabetesberater erhalten und für die Sie von jenen entsprechend eingeschult werden.

Wichtig ist:

- Zu Beginn jeder Messung sollten Sie saubere Hände haben.
- Durch Einführen eines Teststreifens in das Blutzuckermessgerät schaltet sich das Gerät ein und ein Symbol, das meistens einen Bluttropfen zeigt, erscheint.
- Mittels einer Stechlanzette/Stechhilfe und Setzen eines sehr kleinen Stiches an einer Fingerkuppe erhalten Sie einen Tropfen Blut, der dann auf einen Teststreifen aufgetragen wird.
- Nach ein paar Sekunden wird der aktuelle Blutzuckerwert angezeigt, den Sie notieren sollten.

Zur Erreichung eines HbA1c-Ziels < 7% (53 mmol/mol) sollten folgende Blutzuckerwerte angestrebt werden:

- Der Nüchtern- oder präprandiale Blutzucker (also vor dem Essen) sollte < 130 mg/dl liegen.
- Der postprandiale Blutzucker (zwei Stunden nach einer Mahlzeit) sollte < 180 mg/dl sein.

Diese Zielwerte gelten für Erwachsene. Andere Zielwerte werden in der Schwangerschaft empfohlen, diese Werte finden Sie im Kapitel „Diabetes und Schwangerschaft" (Seite 145).

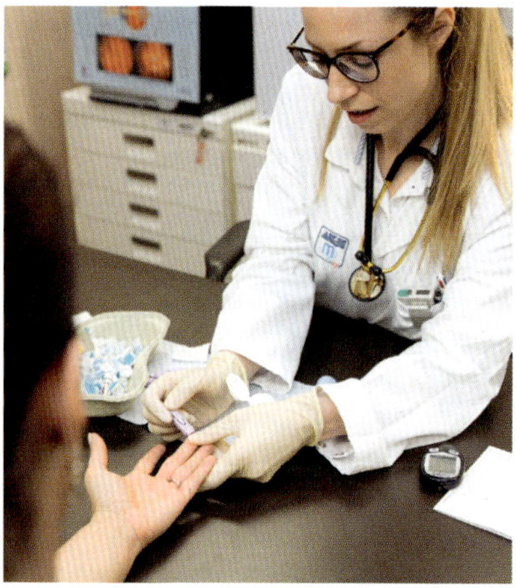

Abb. 32: Blutzuckermessungen und Blutzuckerselbstmessungen helfen bei der Therapiekontrolle sowie beim Erkennen drohender Unterzuckerungen oder zu hoher Werte.

KONTINUIERLICHE ZUCKERMESSUNG MITTELS CGMS

Eine Alternative zur Blutzuckermessung über den Fingerstich stellt die kontinuierliche Glukosemessung mittels CGMS (engl. für Continuous Glucose Monitoring System) dar. Dabei wird ein kleiner Katheter (vergleichbar einem Infusionskatheter, nur viel kürzer) im Unterhautfettgewebe platziert, über den alle fünf Minuten die Zuckerkonzentration im Gewebe gemessen wird. Dieser Katheter kann bis zu sieben Tage verweilen und muss erst dann wieder gewechselt werden. Er ist (via Bluetooth oder über einen dünnen Schlauch) mit einem Messgerät (ähnlich groß wie eine Insulinpumpe) verbunden, auf dem die Werte abgelesen werden.

Das CGMS eignet sich vor allem für Patienten mit einer funktionellen Insulintherapie (FIT) oder Insulinpumpe. Es kann aber auch bei verschiedenen anderen medizinischen Fragestellungen zum Einsatz kommen. Oft werden Blutzuckerschwankungen durch die vier- bis sechsmal täglich durchgeführte Blutzuckermessung nicht erkannt, die dann mittels CGMS erfasst werden können.

ERFASSUNG VON AKUT- UND SPÄTKOMPLIKATIONEN

Da das primäre Ziel der Diabetestherapie die Vermeidung von Akut- und Spätkomplikationen ist, sollten diese bei jedem Arztbesuch, zumindest halbjährlich, vermerkt werden.

Zu den Akutkomplikationen zählen jene Situationen, in denen der Blutzucker – in bedrohlichem Ausmaß – zu niedrig (Unterzuckerung, Hypoglykämie) oder zu hoch (hyperglykämische Entgleisung) ist.

Hypoglykämie
Die Hypoglykämie (Unterzuckerung, „Hypo“) ist definiert als Blutzucker ≤ 70 mg/dl. Fällt der Blutzucker unter 80 mg/dl, kommt es zur Hypoglykämie-Gegenregulation. Die sogenannten kontrainsulinären Hormone werden ausgeschüttet und führen zu einer Freisetzung von Zucker aus den Speicherorten bzw. regen die Leber zur Zuckerneubildung an. Dies dauert jedoch einige Zeit und geht oft zu langsam, um die Hypoglykämie wieder auszugleichen, deshalb sollte die Hypoglykämie rasch durch Aufnahme von Glukose behandelt werden.

Wie spürt man eine Hypoglykämie?
Typische Symptome einer Hypoglykämie sind auf den Anstieg der Stresshormone (kontrainsulinäre Hormone) zurückzuführen. Meist beginnt es mit Heißhunger, Konzentrationsstörung, Zittern, Unruhe, Schweißausbruch. Die Symptome können bis zur Bewusstlosigkeit führen (siehe Abb. 33).

Was tun?
Nehmen Sie rasch schnell resorbierbare Kohlenhydrate auf, z. B. Traubenzucker, Fruchtsaft (keine Light-Getränke!). Vorsicht jedoch vor Schokolade! Der Fettanteil der Schokolade verzögert die rasche Aufnahme des Zuckeranteils.

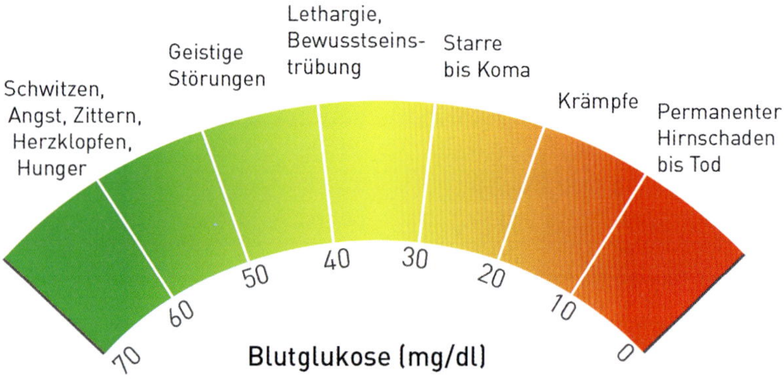

Abb. 33: Je tiefer der Blutzucker fällt, desto bedrohlicher werden die Symptome.

Hyperglykämische Entgleisung

Von einer hyperglykämischen Entgleisung spricht man, wenn sich die Blutzuckerwerte trotz Aufnahme der Medikamente nicht akut senken lassen. Sie muss in den meisten Fällen ärztlich behandelt werden.

Beim Typ-1-Diabetiker kann es im Rahmen der hyperglykämischen Entgleisung zur diabetischen Ketoazidose kommen, die eine lebensbedrohliche Situation darstellt und eine rasche medizinische Versorgung erfordert. Durch den absoluten Insulinmangel kommt es zu einer „Enthemmung der Lipolyse“, d.h. zu einem ungebremsten Fettabbau und Anstieg der Fettsäuren im Blut, die dann zu Ketonkörpern weiterverarbeitet werden; da diese „sauer“ sind, kommt es zur Übersäuerung des Blutes, zur sogenannten Azidose.

Untersuchung auf Spätkomplikationen
Neben dem HbA1c sollten Sie sich bei jedem Ambulanzbesuch, zumindest aber halbjährlich, hinsichtlich des Vorliegens von Spätkomplikationen untersuchen lassen. Näheres dazu erfahren Sie im Kapitel „Zielwerte bei der Diabetestherapie“ (Seite 117).

ZUSAMMENFASSUNG

Das Ziel der Diabetestherapie ist die Verhinderung von Akut- und Spätkomplikationen. Als Verlaufsparameter wird das HbA1c herangezogen, von dessen Höhe man gut auf das Risiko für Spätkomplikationen schließen kann.

Da sich das HbA1c nur alle zwölf Wochen (komplett) ändert, sollte die Einstellung zwischendurch mittels der Blutzuckerselbstmessung kontrolliert werden. Dies ist vor allem auch wichtig, um Akutkomplikationen (Unterzuckerung, Blutzuckerentgleisungen) rechtzeitig zu erkennen. Um unerkannte Blutzuckerschwankungen zu erfassen, eignet sich die kontinuierliche Zuckermessung mittels CGMS.

ZIELWERTE BEI DER DIABETESTHERAPIE

Das vorrangige Ziel jeder Diabetestherapie ist das allgemeine Wohlbefinden des Patienten und die Verhinderung von Akut- und Spätkomplikationen.

Als Verlaufsparameter der Diabetestherapie hat sich der HbA1c-Wert etabliert. Zudem gibt es Zielwerte hinsichtlich des Blutdrucks und der Blutfette, da diese ebenfalls Risikofaktoren für die Entwicklung von Herz-Kreislauf-Erkrankungen darstellen. Im Folgenden werden die Therapieziele beschrieben.

HBA1C

Das HbA1c-Ziel wurde jahrzehntelang mit < 6,5% für alle Patienten mit Diabetes empfohlen. Vor einigen Jahren haben sich die internationalen Gesellschaften darauf geeinigt, sowohl die Therapie als auch das Therapieziel zu individualisieren.

Ansonsten gesunde Patienten mit kurzer Diabetesdauer können aber weiterhin ein ambitioniertes, möglichst normnahes Ziel haben!

Zur Verhinderung von Spätkomplikationen, insbesondere der sogenannten mikrovaskulären Komplikationen, sollte jedenfalls ein HbA1c-Wert unter 7% (53 mmol/mol) angestrebt werden.

Bei Patienten mit kurzer Diabetesdauer (= Dauer der Erkrankung von der Diagnosestellung bis zum aktuellen Zeitpunkt), langer Lebenserwartung und ohne relevante Herz-Kreislauf-Erkrankungen ist ein HbA1c < 6,5% (48 mmol/mol) anzustreben.

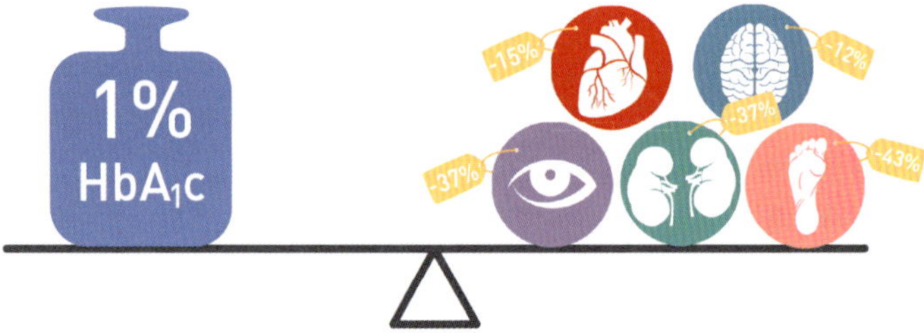

Abb. 34: Eine Absenkung des HbA1c-Wertes schon um 1% bedeutet eine deutliche Risikoreduktion für Herzinfarkt, Herzversagen, Schlaganfall, Augen- und Nierenschäden sowie der Notwendigkeit einer Amputation (Fuß) oder Tod durch Gefäßprobleme.

Höhere HbA1c-Zielwerte (bis zu < 8,5%, 69 mmol/mol) werden akzeptiert bei Patienten mit

- hohem Lebensalter,
- zahlreichen Erkrankungen (Multimorbidität),
- wiederholten Hypoglykämien,
- gestörter Hypoglykämie Wahrnehmung,
- kurzer Lebenserwartung,
- langer Diabetesdauer und
- fortgeschrittenen mikro- und makrovaskulären Komplikationen.

Das bedeutet, dass Ihr persönlicher HbA1c-Zielwert anhand Ihrer Lebenssituation, Ihrer Vorstellungen und Wünsche und Ihrer Zusatzerkrankungen gemeinsam zwischen Ihnen und Ihrem Arzt festgelegt werden soll. Das konkrete Ziel kann sich über die Zeit ändern!

BLUTZUCKERWERTE ZUR ERREICHUNG DES HBA1C-ZIELS

Zur Erreichung eines HbA1c-Ziels < 7% sollten folgende Blutzuckerwerte angestrebt werden:

- Der Nüchtern- oder präprandiale Blutzucker (also vor dem Essen) sollte < 130 mg/dl liegen.
- Der postprandiale (zwei Stunden nach einer Mahlzeit) Blutzucker sollte < 180 mg/dl betragen.

In der Schwangerschaft werden niedrigere Zielwerte empfohlen, da höhere Blutzuckerwerte während der Schwangerschaft mit einem erhöhten Risiko für Komplikationen (sowohl für die Mutter als auch für das Kind) verbunden sind. Folgende Blutzuckerwerte werden in der Schwangerschaft angestrebt:

- Der Nüchtern- oder präprandiale Blutzucker (also vor dem Essen) sollte < 95 mg/dl liegen.
- Der postprandiale (eine Stunde nach einer Mahlzeit) Blutzucker sollte < 140 mg/dl betragen.

WEITERE THERAPIEZIELE

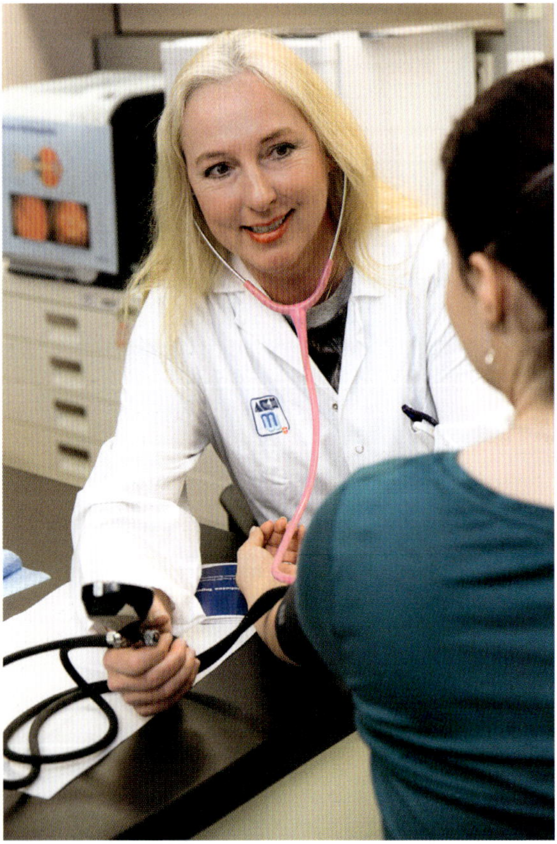

Abb. 35: Bei Patienten mit Diabetes liegt der Zielblutdruck bei < 140/90 mmHg. Patienten mit hohem Herz-Kreislauf-Risiko profitieren, wenn der Blutdruck auf 130/80 mmHg gesenkt wird.

Da Diabetes mit einem deutlich erhöhten Risiko für die Entwicklung von Herz-Kreislauf-Erkrankungen einhergeht und Hypertonie (Bluthochdruck), Dyslipidämie (hohe Blutfette) und Übergewicht die Entwicklung dieser fördert, gelten für Patienten mit Diabetes ganz bestimmte Zielwerte.

BLUTHOCHDRUCK

Bei Patienten mit Diabetes liegt der Zielblutdruck bei < **140/90 mmHg**.

Liegt bereits eine Nierenerkrankung mit erhöhter Eiweißausscheidung vor oder handelt es sich um sehr junge Patienten, sollte ein Zielblutdruck von < 130/80 mmHg angestrebt werden.

BLUTFETTE

Bei den sogenannten Blutfetten werden routinemäßig zwei Gruppen unterschieden: die Triglyzeride und das Cholesterin, Letzteres wird weiter in das „gute“ HDL- und das „schlechte“ LDL-Cholesterin aufgeteilt.

Eine Hypercholesterinämie (zu viel Cholesterin im Blut) fördert die Entstehung der Atherosklerose (Gefäßverkalkung) und damit die Entstehung von Herzinfarkt und Schlaganfall. Vor allem das LDL-Cholesterin ist dafür verantwortlich. Da Patienten mit Typ-2-Diabetes von vornherein ein sehr hohes Risiko haben, Herzinfarkte und Schlaganfälle zu entwickeln, müssen die Blutfette streng kontrolliert und oft auch medikamentös behandelt werden, um Herz-Kreislauf-Erkrankungen vorzubeugen.

Hohe Triglyzeridwerte gehen bei Patienten mit Typ-2-Diabetes häufig mit niedrigen HDL-Cholesterin-Werten einher und stellen dann ebenfalls ein Risiko für Herz-Kreislauf-Erkrankungen dar. Hohe Triglyzeridwerte lassen die LDL-Cholesterinwerte fälschlicherweise niedrig erscheinen, so dass als zusätzlicher Wert das Nicht-HDL-Cholesterin berechnet wird:

Nicht-HDL-Cholesterin = Gesamt-Cholesterin – HDL-Cholesterin

Bei sehr hohen Triglyzeridwerten (> 500 mg/dl) besteht darüber hinaus die Gefahr einer plötzlichen Entzündung der Bauchspeicheldrüse, einer schweren und potenziell lebensbedrohlichen Erkrankung.

Prinzipiell sollte am Beginn einer Therapie eine Lebensstilumstellung, wie sie allgemein bei Diabetes empfohlen wird, stehen. Durch Gewichtsreduktion, ausgewogene Ernährung und körperliche Aktivität kann es zu einer deutlichen Senkung erhöhter Blutfette kommen. Gelingt es trotz Lebensstilumstellung nicht, die Blutfette in den Zielbereich zu bringen, müssen Medikamente eingesetzt werden.

Für die meisten Patienten mit Typ-2-Diabetes gelten folgende Zielwerte:

- LDL-Cholesterin < 70 mg/dl (sowie bei Triglyzeriden > 200 mg/dl)
- Nicht-HDL-Cholesterin < 100 mg/dl

Patienten mit Diabetes und niedrigem Herz-Kreislauf-Risiko:
Nur wenn Diabetiker vom Typ 1 oder Typ 2 kein sehr hohes Herz-Kreislauf-Risiko haben, also keine weiteren Risikofaktoren, Spätfolgen des Diabetes oder bereits Herz-Kreislauf-Erkrankungen vorliegen, können die Zielwerte gelockert werden:

- LDL-Cholesterin < 100 mg/dl (sowie bei Triglyzeriden > 200 mg/dl)
- Nicht-HDL-Cholesterin < 130 mg/dl

Vor allem bei Diabetikern, die bereits einen Herzinfarkt oder Schlaganfall hatten oder bei denen Gefäßverkalkungen nachgewiesen wurden, ist die Kontrolle der Blutfette und des Blutdrucks sehr wichtig.

Sollten Ihre Blutfettwerte deutlich gesunken sein, bedeutet dies nicht, dass die Medikamente abgesetzt werden können. Bitte besprechen Sie geplante Therapieänderungen immer mit Ihrem Diabetes-Arzt.

Medikamente der Wahl zur Senkung der Cholesterinwerte sind die Statine. Statine hemmen die körpereigene Cholesterinbildung, wodurch das ungünstige LDL-Cholesterin im Blut vermindert und dadurch der Entwicklung der Atherosklerose (Gefäßverkalkung) vorgebeugt wird. Dadurch werden Herzinfarkte und Schlaganfälle wirksam – aber nicht vollständig – verhindert! Wenn trotz maximaler Dosierung die Statine nicht ausreichen, um die Blutfettwerte in den Zielbereich zu bringen, können weitere Medikamente eingesetzt werden. Dazu gehören Hemmer der Cholesterin-Aufnahme aus dem Darm oder auch die neue Gruppe der sogenannten PCSK9-Hemmer, die alle zwei Wochen unter die Haut gespritzt werden.

Wenn Triglyzeridwerte sehr hoch oder trotz maximaler cholesterinsenkender Therapie erhöht bleiben, können weitere Medikamente notwendig sein, die speziell die Triglyzeride senken. Dazu gehören die sogenannten Fibrate oder hochdosierte Omega-3-Fettsäuren aus Fischen.

Nur für Diabetes-Patienten, die keine cholesterinsenkenden Medikamente benötigen oder vertragen, stehen nicht-medikamentöse Alternativen zur Verfügung, die deutlich weniger wirksam sind. Roter Hefereis bzw. dessen Extrakte senken das LDL-Cholesterin, da sie sogenannte Monacoline enthalten, die den cholesterinsenkenden Medikamenten (Statinen) chemisch sehr ähnlich sind. Leider ist die Qualität der am Markt angebotenen Produkte sehr unterschiedlich, sogar nierenschädigende Verunreinigungen können enthalten sein. Somit sollten nur streng auf den Monacolin-Gehalt standardisierte und auf Verunreinigungen getestete Produkte angewendet werden. Weiters bieten z. B. lösliche Ballaststoffe oder cholesterinähnliche Substanzen aus Pflanzen (sog. Phytosterine u.Ä.) eine Unterstützung zur Erreichung niedrigerer Cholesterinwerte.

SCREENING AUF SPÄTKOMPLIKATIONEN

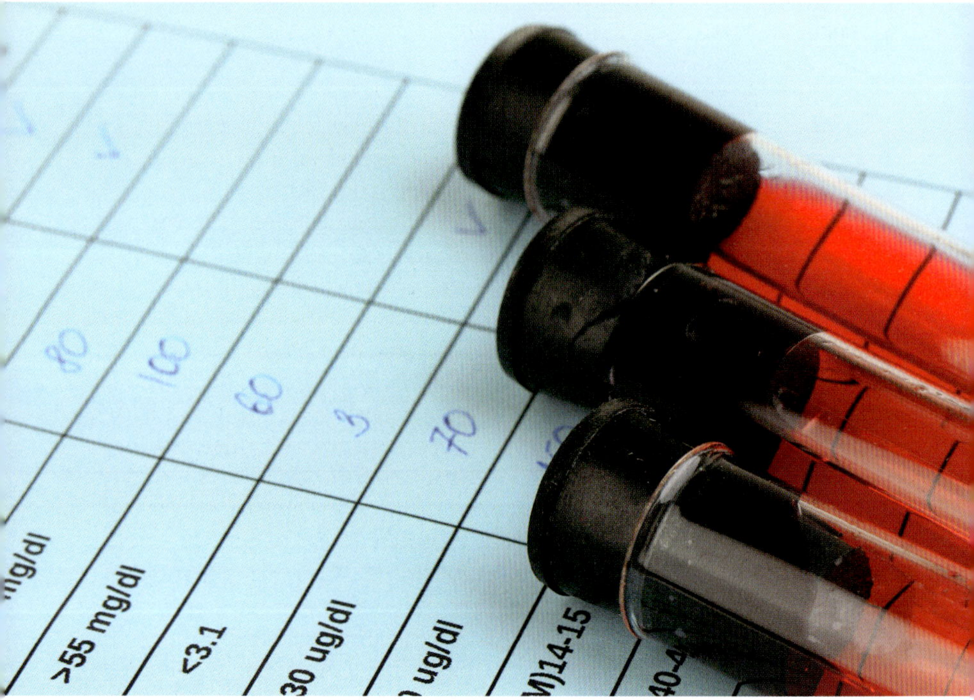

Abb. 36: Aktuelle Laborbefunde mit den Blutfett- sowie Leber- und Nierenwerten sowie einer Harneiweißmessung sollten dem betreuenden Arzt mindestens einmal jährlich vorgelegt werden.

Das vorrangige Ziel der Diabetestherapie ist wie gesagt die Vermeidung von Akut- und Spätkomplikationen, auf die in den nächsten Kapiteln näher eingegangen werden wird.

Deshalb sollte neben dem HbA1c, den Blutzuckerprofilen, Blutdruck und Blutfetten auch das Screening auf bereits bestehende Spätkomplikationen nicht fehlen. Kommt es unter der Therapie zur Entstehung einer Komplikation, muss die Therapie neu bewertet bzw. optimiert werden.

Folgende Befunde sollten Sie Ihrem betreuenden Arzt zumindest einmal jährlich vorlegen:

- Befund der letzten Augenarztuntersuchung
- Laborbefunde mit Blutfetten, Leber- und Nierenwerten, Harneiweiß
- Fußinspektion
- Anzahl der Hypoglykämien (Unterzuckerungen)
- Gefäßstatus (Ultraschall der Hals- und Beingefäße; wobei das Intervall (jährlich / alle zwei Jahre) abhängig vom Lebensalter und von bereits bekannten Spätkomplikationen festgelegt werden sollte

ZUSAMMENFASSUNG

Zur Verhinderung von Spätkomplikationen sollte ein HbA1c-Wert < 7% angestrebt werden. Bei jüngeren Patienten mit kurzer Diabetesdauer und langer Lebenserwartung können auch niedrigere Werte angesteuert, bei älteren, multimorbiden Patienten auch höhere Zielwerte akzeptiert werden. Um ein HbA1c < 7% zu erreichen, sollte man nüchtern bzw. vor dem Essen einen Blutzucker < 130 mg/dl, nach dem Essen < 180 mg/dl anstreben.

Um das Risiko für Herz-Kreislauf-Erkrankungen deutlich zu senken, sollte neben der optimalen Blutzuckereinstellung auch eine gute Einstellung des Blutdrucks und der Blutfette erzielt werden. Dabei empfiehlt sich ein Ziel-Blutdruck von < 140/90 mmHg, bei Patienten mit bereits bestehenden Nierenerkrankungen sogar < 130/80 mmHg. Bei der Kontrolle der Blutfette sollte vor allem eine adäquate Senkung des LDL-Cholesterins auf Werte < 70 mg/dl angestrebt werden, da dies neben der Blutzucker- und Blutdruckkontrolle ganz wesentlich zur Verhinderung eines Herzinfarkts oder Schlaganfalls beiträgt.

Letztendlich sollte man sich nicht nur auf Laborwerte verlassen, sondern sich auch regelmäßig auf das Vorliegen von Spätkomplikationen, deren Verhinderung das Ziel der Therapie ist, untersuchen lassen.

DIABETES – WARUM IST DAS GEFÄHRLICH?

Diabetes kann zu akuten unmittelbaren Komplikationen wie schweren Unterzuckerungen oder zu einer Blutzuckerentgleisung mit massiv erhöhten Blutzuckerwerten führen. Beide Extremsituationen können mit der Entwicklung eines Komas verbunden sein und auch tödlich verlaufen. In der Regel besteht die Gefahr von Beeinträchtigungen oder auch vorzeitigem Tod aber eher aufgrund der Entstehung von Diabetes-Spätfolgen: Dazu zählen diabetische Folgeschäden an Augen, Nieren, Nerven und großen und kleinen Gefäßen.

Bei den Gefäßen unterscheidet man dabei zwischen Schäden an den kleinsten Blutgefäßen, den Kapillaren (= mikrovaskuläre Komplikationen), die typisch für Diabetes sind, und solchen an den großen Gefäßen (= makrovaskuläre Komplikationen). Die Gefäßschäden umfassen Netzhautschäden, Herzinfarkte, Schlaganfälle und Durchblutungsstörungen der Beine bis hin zu Fußamputationen. Der diabetische Fuß entsteht meist als Folge von Schäden sowohl an den Nerven als auch an den Blutgefäßen der Beine. Andere häufige Begleiterkrankungen wie Bluthochdruck, eine Fettstoffwechselstörung und (vor allem bauchbetontes) Übergewicht sowie ein ungesunder Lebensstil (Bewegungsmangel, Rauchen) verstärken das Risiko der Folgeerkrankungen weiter.

Zusätzlich ist Diabetes auch oft mit anderen Erkrankungen verbunden, die die Lebensqualität und teilweise auch Lebenserwartung weiter verringern können. Dazu zählen psychische Erkrankungen wie Depressionen, eine Fettlebererkrankung, ein höheres Risiko für bestimmte Krebserkrankungen sowie ein höheres Risiko für Osteoporose und manche Demenzformen. Ob dabei direkte kausale Zusammenhänge bestehen, ist teilweise unklar – ebenso die Frage nach „Henne oder Ei".

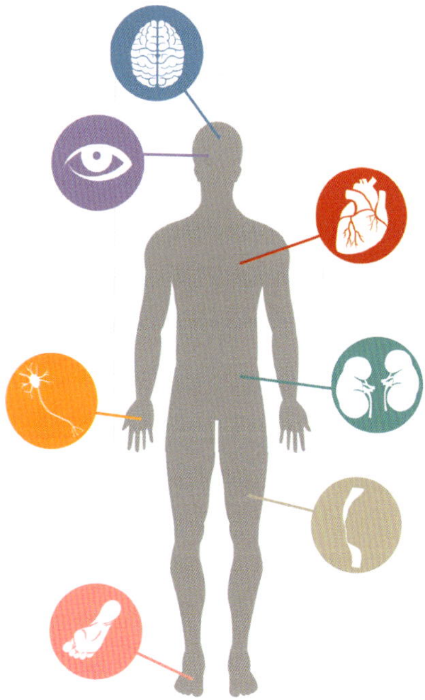

Abb. 37: Diabetes ist häufig mit schweren Folgeschäden verbunden: Netzhautschäden, Herzinfarkte, Schlaganfälle, Durchblutungsstörungen der Beine bis hin zur Fußamputation, diabetischer Fuß, Bluthochdruck, aber auch Depressionen oder eine Fettlebererkrankung.

Die Diabetesdauer hängt mit dem Risiko für Folgeschäden zusammen: Je länger erhöhte Blutzuckerwerte vorliegen, desto höher ist das Risiko. Einige Faktoren sind leider nicht beeinflussbar. Dazu zählen das Alter, die Diabetesdauer, das Geschlecht, die Gene. Andere aber sind beeinflussbar und können deshalb auch ausgeschaltet oder zumindest vermindert werden. Dazu zählen das Rauchen, hohe Blutzuckerwerte, hohe Blutdruckwerte und hohe Blutfette. Insgesamt sind ein gesunder Lebensstil und die Mitarbeit der Patienten für einen Behandlungserfolg und das Vermeiden von Spätkomplikationen wesentlich. Gesichert ist jedenfalls, dass ein unerkannter und unbehandelter Diabetes bzw. eine langanhaltende schlechte Stoffwechseleinstellung das Risiko für schwere Folgeschäden massiv erhöhen. Bei unerkanntem Typ-2-Diabetes kann es deshalb vorkommen, dass bereits bei der Diagnose Spätfolgen vorliegen bzw. dass der Diabetes überhaupt erst durch das Auftreten solcher Komplikationen erkannt wird.

Deswegen soll auch bei allen Personen mit neu aufgetretenen Gefäßproblemen, Sehstörungen oder bei einer Verschlechterung der Nierenfunktion die Möglichkeit eines zugrundeliegenden Diabetes ausgeschlossen werden. Es ist wichtig, Diabetes früh zu erkennen, rechtzeitig zu behandeln und die individuell mit dem Arzt festgelegten Zielwerte zu erreichen und zu halten. Regelmäßige Kontrolluntersuchungen auf Entwicklung von möglichen Folgeschäden und Begleiterkrankungen sind deshalb ein essenzieller Bestandteil jedes Diabetes-Management-Plans. Weiters müssen auch andere Risikofaktoren für Herz-Kreislauf-Erkrankungen wie Bluthochdruck und erhöhte Blutfette regelmäßig kontrolliert und gegebenenfalls behandelt werden. Nur ein umfassendes, auf Sie persönlich abgestimmtes Risiko-Management, bei dem Sie aktiv eingebunden sind, gibt einen maximalen Schutz.

DIABETISCHE GEFÄSSERKRANKUNGEN AN DEN KLEINEN GEFÄSSEN (MIKROVASKULÄRE KOMPLIKATIONEN)

Dazu zählen Folgeschäden am Auge, insbesondere der Netzhaut (diabetische Retinopathie), an der Niere und den Nerven. Diese sind für Diabetes spezifisch und durch länger erhöhte Blutzuckerwerte verursacht. Maßnahmen, die zu einer Verbesserung der Blutzuckereinstellung führen, wie eine Intensivierung der medikamentösen Behandlung, können das Auftreten verhindern oder eine weitere Verschlechterung deutlich vermindern. Folgeschäden an den Augen sind sehr oft mit Folgeschäden an den Nieren verbunden – bei beiden Komplikationen spielt neben dem hohen Blutzucker auch ein erhöhter Blutdruck eine wichtige Rolle. Hohe Blutzuckerwerte führen zu einer Verengung bis zum Verschluss kleiner Gefäße, wodurch die Sauerstoffversorgung der betroffenen Organe herabgesetzt wird und es schließlich zu organspezifischen Funktionsstörungen und Organschäden kommt.

AUGENERKRANKUNGEN

Beim Typ-1-Diabetes finden sich typischerweise frühestens fünf Jahre nach Krankheitsbeginn und der Diagnose erste Zeichen einer Augenschädigung. Da der Typ-2-Diabetes schleichend verläuft und zunächst keine merklichen Beschwerden verursacht, finden sich bei dieser Form bei einem Fünftel der Patienten bereits bei Diagnose des Typ-2-Diabetes sichtbare Folgeschäden an der Netzhaut. Nach ungefähr 20 Jahren sind bei den meisten Patienten zumindest leichte Formen einer diabetischen Augenveränderung, vor allem an der Netzhaut, nachweisbar. Veränderungen an der Makula sind seltener, aber nach sehr langer Krankheitsdauer auch bei ca. einem Drittel der Patienten feststellbar.

Die Minderdurchblutung der Netzhaut führt zu einer vermehrten Gefäßneubildung, wobei diese neuen Gefäße aber qualitativ minderwertig sind, unkontrolliert wachsen und leicht undicht werden. Dadurch kann es zu Blutungen in die Netzhaut oder den Glaskörper, zu Netzhautabhebungen oder zu einer

Flüssigkeitsansammlung (Ödem) in der Makula (Zentrum des schärfsten Sehens) mit Schwellung der Makula kommen.

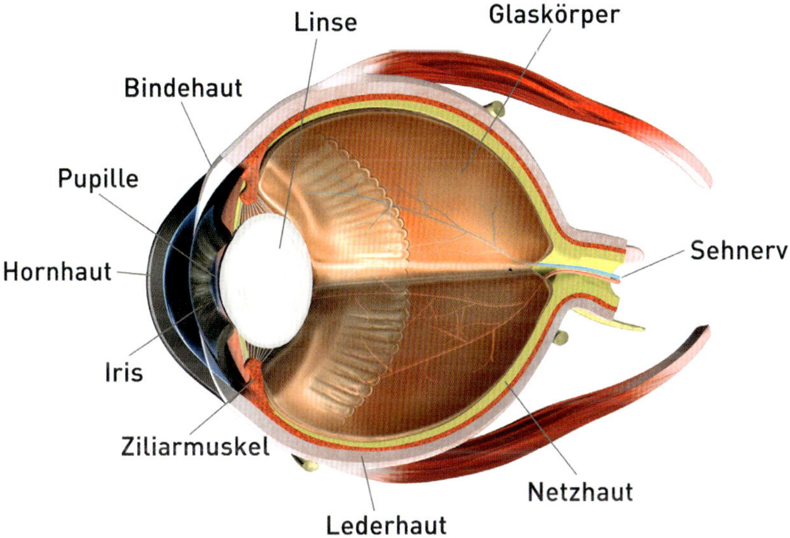

Abb. 38: Die Anatomie des menschlichen Auges.

Diese Veränderungen gehen mit einem Verlust der Sehkraft einher. Die diabetischen Augenerkrankungen (diabetische Retinopathie und Makulopathie) sind in Europa immer noch die häufigste Ursache der Erblindung. Die Anfangsstadien werden allerdings nicht bemerkt, weswegen routinemäßige Kontrolluntersuchungen des Augenhintergrunds beim Facharzt notwendig sind. Dies sollte zumindest einmal im Jahr erfolgen, bei bereits vorhandenen Schäden auch häufiger.

Wenn ein Schaden festgestellt wird, gibt es verschiedene Behandlungsmöglichkeiten. So kann eine Lasertherapie durchgeführt werden, mit deren Hilfe abnorme Gefäße geschrumpft und Gefäßlecks abgedichtet werden können, oder es werden Substanzen in das Auge injiziert, die das Wachstum und somit die Bildung neuer Blutgefäße hemmen und der Entstehung von Flüssigkeitsansammlungen in der Makula entgegenwirken. Diese können ein weiteres Fortschreiten der Erkrankung aufhalten und die für die Sehfähigkeit gefährlichen Veränderungen am Auge stabilisieren.

Warnzeichen

Frühe Symptome können eine Sehverschlechterung, Verschwommensehen oder „Rußregen" vor den Augen (Glaskörperblutung) sein. Die aus den beschriebenen Veränderungen resultierenden Narbenbildungen verschlechtern das Sehvermögen. Auch Linsentrübungen (Katarakt, grauer Star) finden sich bei Diabetikern häufiger, diese sind aber nicht diabetesspezifisch und können gegebenenfalls operativ behandelt werden.

Seltener kann es diabetesbedingt auch zu einer Schädigung des Augennervs oder zu Fehlfunktionen von Augenmuskeln kommen. Da allerdings die ersten Veränderungen an den Augen bei Diabetes nicht bemerkt werden, sind routinemäßige Augenuntersuchungen bei allen Menschen mit Diabetes essenziell.

Diabetische Augenschäden: Netzhautschäden, Glaskörperblutungen und Flüssigkeitsansammlung an der Makula können bis zum Sehverlust fortschreiten. Regelmäßige (zumindest einmal jährliche) Kontrolluntersuchungen beim Facharzt sind deshalb wesentlich. Zur Vorbeugung sind eine gute Blutzucker- und Blutdruckeinstellung und Nichtrauchen unumgänglich.

Hormonelle Veränderungen, wie sie z.B. in der Pubertät stattfinden, können das Auftreten eines diabetischen Augenschadens begünstigen bzw. den Verlauf etwas beschleunigen. Deshalb muss auch bei Kinderwunsch und im Verlauf einer Schwangerschaft sowie nach der Geburt der Augenbefund engmaschig überwacht werden. Langzeitbeobachtungen haben aber gezeigt, dass bei guter Stoffwechselkontrolle mögliche Veränderungen am Auge und der Niere wieder rückläufig sind und in der Regel keine langfristige Verschlechterung durch den Einfluss einer Schwangerschaft zu erwarten ist. Dies ist umso eher der Fall, als eine Schwangerschaft bei unauffälligem Augen- und Nierenausgangsbefund erfolgt.

Bei starken Blutzuckerschwankungen – auch im Fall einer starken Verbesserung der Blutzuckerwerte wie öfter zu Beginn einer Insulintherapie – können vorübergehend Sehstörungen, etwa „Verschwommensehen", auftreten. Diese Veränderungen sind ungefährlich, Ausdruck einer Anpassung und verschwinden wieder bei stabiler guter Stoffwechseleinstellung. Bei langanhaltend stark erhöhten Blutzuckerwerten kann aber die notwendige Verbesserung des Blutzuckers auch zu einem Voranschreiten einer diabetischen Augenerkrankung beitragen.

DIABETISCHE NIERENERKRANKUNGEN

Diese sind die häufigsten Ursachen für schwere Nierenfunktionseinschränkungen bis hin zur Notwendigkeit einer Nierenersatztherapie wie einer Dialyse oder einer Nierentransplantation. Auch Nierenschädigungen werden – so wie die Augenschäden – durch anhaltend hohe Blutzucker- und Blutdruckwerte begünstigt. Eine gute Blutzucker- und Blutdruckeinstellung kann der Entwicklung und dem Voranschreiten entgegenwirken.

Obwohl die Nierenschäden generell aufgrund der besseren, modernen und umfassenden Diabetesbehandlung deutlich rückläufig sind, nehmen die Fallzahlen aufgrund des Anstiegs von Diabetes in der Bevölkerung und der längeren Erkrankungsdauer bei stetig steigender Lebenserwartung der Patienten zu. Beim Typ-1-Diabetes sind nach 5–15 Jahren bei fast einem Drittel zumindest leichte Veränderungen nachweisbar, beim Typ-2-Diabetes aufgrund der oft unbekannten Erkrankungsdauer oft schon beim Erstbefund.

Bei der Nierenschädigung werden verschiedene Stadien unterschieden: Zu Beginn findet man typischerweise beim Diabetes im Harn eine vermehrte Eiweißausscheidung bei noch normaler Filtrationsrate der Niere und normalen Nierenfunktionsparametern (wie Kreatinin) im Blut. 20–40% der Patienten entwickeln eine schwere Form mit stark erhöhter Eiweißausscheidung, von denen ungefähr bei einem Fünftel die Nierenerkrankung ohne eine Behandlung innerhalb von 20 Jahren in ein Endstadium fortschreiten kann. Deshalb sind auch regelmäßige Kontrolluntersuchungen des Harns mit Bestimmung der Eiweißausscheidung und der Filterleistung sowie auch der Nierenblutwerte wesentlich, um eine beginnende Schädigung gleich zu erkennen und um Gegenmaßnahmen und eine striktere Überwachung zu veranlassen.

Bei fortgeschrittener Erkrankung und abnehmender Entgiftungsfunktion sind auch Kontrollen des Säure-Basen-Gleichgewichts des Körpers, der Blutsalze, des Flüssigkeitshaushalts sowie des Knochenstoffwechsels notwendig; ebenso verschiedene medikamentöse Begleittherapien, die von erfahrenen Diabetologen unter Einbeziehung eines Nierenspezialisten behandelt werden sollen. In diesem Fall ist die Behandlung in Spezialambulanzen mit guter interdisziplinärer Zusammenarbeit notwendig.

Mit einer Verschlechterung der Nierenfunktion kann es auch zu einer Erhöhung des Risikos von Unterzuckerungen kommen und dazu, dass die blutzuckersenkende Therapie entsprechend angepasst werden muss. Falls die Nierenfunktion stark nachlässt, muss schließlich eine Form der Nierenersatztherapie überlegt werden, wobei hier in der Abstimmung mit den Vorstellungen und Lebensumständen des Patienten verschiedene Auswahlmöglichkeiten bestehen. Eine Nierenersatztherapie wird notwendig, wenn die Entgiftungsfunktion der Niere und ihre Funktion der Regulierung des Wasser- und Salzgehalts nicht mehr aufrechterhalten werden kann.

Die Bestimmung der Nierenfilterleistung, der Nierenfiltrationsrate (glomeruläre Filtrationsrate – GFR), erfolgt durch Messung der Kreatinin-Clearance. Diese Rate beträgt bei Gesunden über 90 ml/min und sinkt bei hochgradiger Nierenfunktionseinschränkung auf unter 30 ab. Unter 15 ml/min spricht man von einem Nierenversagen. Wenn bei Diabetes zusätzlich eine deutliche Nierenfunktionseinschränkung vorliegt, steigt das Risiko für Herz-Kreislauf-Erkrankungen massiv an, weswegen außerdem alle weiteren Risikofaktoren für Herz-Kreislauf-Erkrankungen behandelt werden sollten. Mit zunehmendem Alter nimmt die Nierenfiltrationsrate unabhängig vom Diabetes ab. Manchmal ist auch zur genauen Abklärung der Nierenerkrankung eine Nierenbiopsie – also eine Gewebsprobe aus der Niere – erforderlich, die vom Spezialisten durchgeführt werden kann.

Um ein Voranschreiten der Nierenfunktionseinschränkung zu vermeiden, ist es auch wichtig, dass Harnwegsinfektionen rechtzeitig antibiotisch behandelt werden. Außerdem sollten Untersuchungen mit Röntgenkontrastmitteln nach Möglichkeit vermieden werden, ebenso wie die Gabe von schmerzstillenden, entzündungshemmenden Medikamenten, die zu einer Verschlechterung der Nierenfunktion führen können, wenn sie über einen längeren Zeitraum eingenommen werden.

Wenn eine blutdrucksenkende Therapie begonnen werden soll, sollte ACE-Hemmern bzw. AT1-Rezeptorblockern der Vorzug gegeben werden. Es handelt sich dabei um blutdrucksenkende Medikamente, die zu einer Verringerung des blutdrucksteigernden Hormons Angiotensin 2 führen. Studien haben gezeigt, dass diese Substanzklassen das Fortschreiten einer Nierenfunktionseinschränkung besser stoppen können als verschiedene andere blutdrucksenkende Medikamente, wobei die effektive Blutdrucksenkung selbst – unabhängig vom Medikament – das Allerwichtigste ist. Oft ist es notwendig, eine Kombination von Blutdruckmedikamenten zu verabreichen, um den Zielblutdruck zu erreichen.

Wenn eine Fettstoffwechselstörung vorliegt und die LDL-Cholesterinwerte erhöht sind, ist auch eine Therapie mit einem Statin (Cholesterinsenker) sinnvoll. Die Dosis muss jedoch an die Nierenfunktionsleistung angepasst werden. Falls eine Nierenersatztherapie notwendig wird, existiert neben der Möglichkeit der Dialyse, wobei die Entgiftungsfunktion entweder außerhalb des Körpers mit einem künstlichen Filter (Hämodialyse) oder aber innerhalb des Körpers über die natürliche Filterfunktion des Bauchfells (Peritonealdialyse) möglich ist, auch jene einer Nierentransplantation.

Detaillierte Informationen über Nierenerkrankungen bei Diabetes im Erwachsenenalter sind der Patientenleitlinie der Deutschen Diabetesgesellschaft zu entnehmen, die online erhältlich ist.

Falls eine Typ-1-Diabeteserkrankung vorliegt und eine Nierentransplantation angestrebt wird, ist auch an die Möglichkeit einer kombinierten Nieren-Pankreas-Transplantation zu denken, da dann neben der Nierenfunktion im Idealfall auch die Insulinproduktion wieder einsetzen kann.

Vorbeugend ist neben einer guten Blutzucker- und Blutdruckeinstellung sowie dem Vermeiden von Tabakkonsum auch eine Beschränkung der Eiweißzufuhr zu empfehlen. Die Zielwerte werden auch hier individuell an die jeweilige Situation des Patienten angepasst. Als präventive Maßnahme ist jedenfalls eine gesunde Ernährung wichtig, die kochsalzreduziert und eiweißbegrenzt sein sollte. Weiters sind ausreichende Bewegung, regelmäßige Gewichtskontrollen und nach Möglichkeit Selbstmessungen zur Blutdruck- und Blutzuckerkontrolle zu empfehlen.

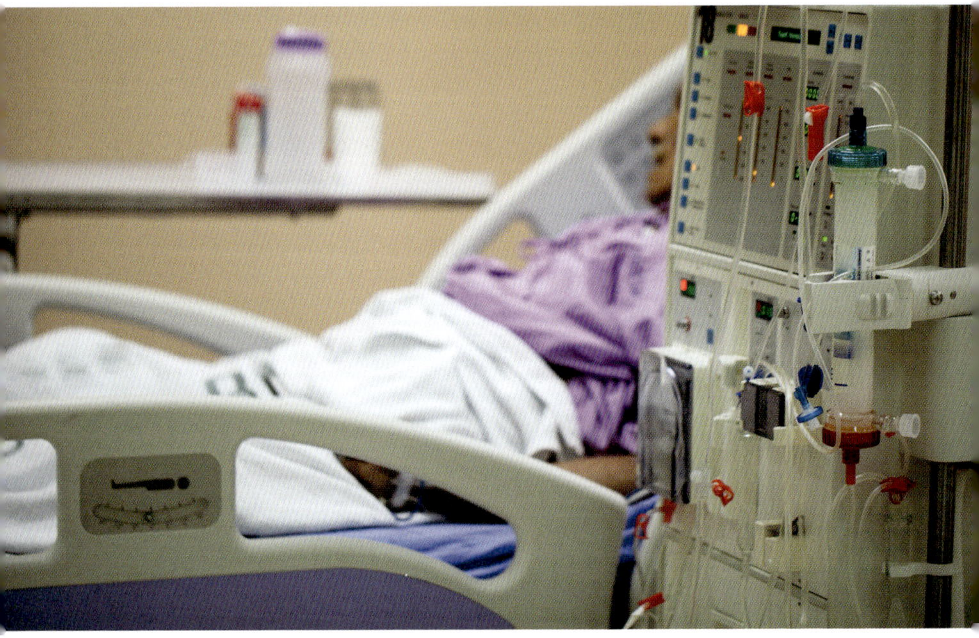

Abb. 39: Diabetische Nierenerkrankungen sind die häufigsten Ursachen für schwere Nierenfunktionseinschränkungen bis hin zur Dialyse.

> **i**
>
> **Diabetische Nierenerkrankungen: Schwere Nierenfunktionseinschränkungen können bis zur Notwendigkeit einer Nierenersatztherapie wie einer Dialyse oder einer Nierentransplantation führen. Regelmäßige (zumindest einmal jährliche) Kontrolluntersuchungen beim Facharzt sind deshalb wesentlich.**

Zur Vorbeugung sind eine gute Blutzucker- und Blutdruckeinstellung, Nichtrauchen und eine Beschränkung der Eiweiß- und Kochsalzzufuhr empfohlen.

NERVENSCHÄDIGUNG (NEUROPATHIE)

Die Entstehung der diabetischen Nervenschädigung ist komplex, der Hauptfaktor ist jedoch ein über längere Zeit erhöhter Blutzucker. Dadurch kommt es zu oxidativem Stress und einer Beeinträchtigung der Blutversorgung der die Nerven versorgenden Blutgefäße. Gleichzeitig kommt es auch zu immunologischen entzündlichen Veränderungen an der Nervenstruktur. Es können aber auch andere Ursachen zu den Nervenschädigungen beitragen, etwa vermehrter Alkoholkonsum, Viruserkrankungen oder ein Mangel an Vitamin B12. Die Nervenschäden können sowohl die peripheren Nerven betreffen als auch das vegetative Nervensystem.

Bei der häufigen diabetischen **sensomotorischen Polyneuropathie** können mehrere Nerven des willkürlichen Nervensystems betroffen sein, sowohl solche für Empfindungen (sensorische) als auch solche, die für Bewegungsabläufe (motorische) verantwortlich sind.

Meist treten die Schädigungen symmetrisch an beiden Körperseiten auf. Oft sind Füße und Unterschenkel betroffen. Durch Druck, Berührung, Schmerzen oder Temperaturveränderungen ausgelöste Empfindungen sind oft nur sehr schwach oder auch gar nicht mehr spürbar. Ein großes Problem ist, dass aufgrund dieser Veränderungen oft Verletzungen nicht sofort wahrgenommen werden und es sogar zu Verbrennungen kommen kann, die erst spät bemerkt werden.

Andererseits kann sich die Neuropathie aber auch in Form starker Schmerzen oder Missempfindungen äußern. Diese können socken-, kniestrumpf- oder handschuhförmig sein und sich in Form von „Ameisenlaufen", unangenehmem Kribbeln, Brennen, bohrenden Schmerzen oder auch Krämpfen vor allem in den Nachtstunden äußern. Oft haben Betroffene das Gefühl, sie seien rastlos, können die Beine nicht ruhig liegen lassen – man spricht auch vom „Restless legs"-Syndrom, übersetzt: das Syndrom der unruhigen Beine. Zu möglichen Symptomen gehören weiters das Gefühl, kalte Füße zu haben, Schmerzen (vor allem) bei Ruhe und schlechte Wundheilung, im Gegensatz zu Durchblutungsstörungen, die sich vor allem bei Belastung bemerkbar machen.

Selten sind auch einzelne Hirn- bzw. periphere Nerven betroffen, wodurch es zu Muskelschwäche bis hin zur Lähmung kommen kann. Das kann sich, wenn Augennerven betroffen sind, in Form von Doppelbildern/Sehstörungen äußern.

Eine Schädigung der Nerven der Beine meist in Kombination mit Gefäßschädigungen an den Beinen ist Ursache des **diabetischen Fußsyndroms**, das durch Minderdurchblutung, Hautveränderungen, Verletzungen, Weichteil- und Knocheninfektionen, Fehlbelastungen und Verlust der normalen Fußanatomie gekennzeichnet sein und in seiner schwersten Form bis zur Amputation führen kann. Deshalb sind regelmäßige Untersuchungen der Gefäßversorgung der Beine sowie hinsichtlich des Auftretens einer Neuropathie wesentlich, ebenso wie eine gute Fußpflege durch Fachpersonal und eine regelmäßige Selbstkontrolle der Füße, um der Entwicklung rechtzeitig vorzubeugen bzw. allenfalls Gegenmaßnahmen einzuleiten.

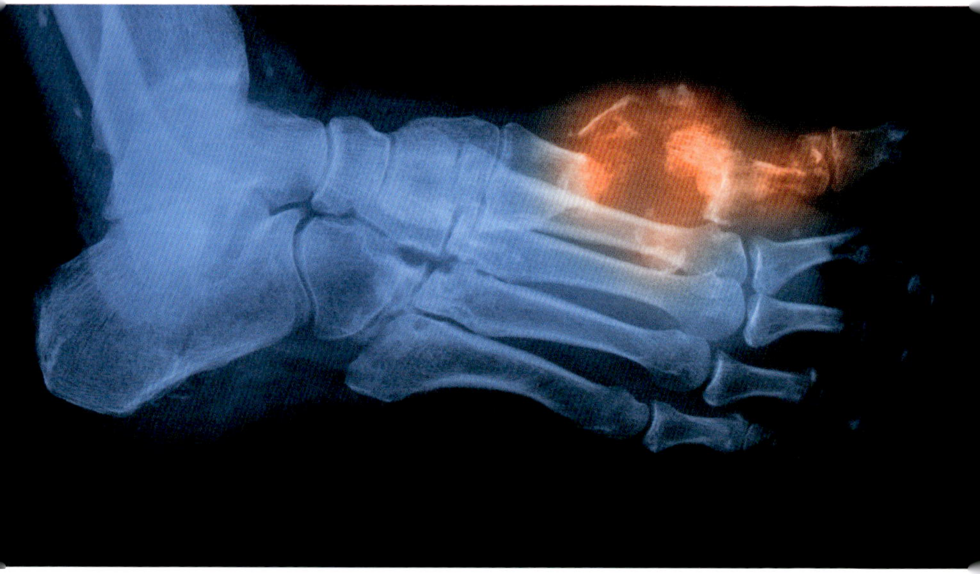

Abb. 40: Das diabetische Fußsyndrom kann durch Hautveränderungen, Verletzungen, Weichteil- und Knocheninfektionen, Fehlbelastungen und Verlust der normalen Fußanatomie gekennzeichnet sein.

Nervenschädigung (Neuropathie): Eine Schädigung der Nerven kann, je nachdem, welche Nerven betroffen sind, zu unterschiedlichsten Beschwerden führen. Häufig sind beide Beine symmetrisch betroffen, was zu Schmerzen, aber auch Missempfindungen oder Taubheitsgefühl führen kann. Nervenschädigungen – meist gemeinsam mit Gefäßstörungen – sind auch Ursache des diabetischen Fußsyndroms, dessen schwerste Form bis zur Notwendigkeit einer Amputation führen kann.

Regelmäßige (zumindest einmal jährliche) Kontrolluntersuchungen der Nervenfunktion beim Facharzt sind deshalb wesentlich. Zur Vorbeugung sind außerdem eine gute Blutzucker-Einstellung, Fußpflege durch Fachpersonal und regelmäßige Selbstkontrolle der Füße notwendig.

Das **autonome Nervensystem** steuert innere Organe und Körperfunktionen, die unbewusst ablaufen und nicht bewusst kontrolliert werden können. Dadurch werden z.B. Herz-Kreislauf-Funktionen, Atmung, Verdauung, Blasen- und Sexualfunktion reguliert. Störungen im vegetativen/autonomen Nervensystem können sich deshalb durch Veränderungen der Regulation verschiedenster Körperfunktionen bemerkbar machen.

Sind autonome Nerven des Herz-Kreislauf-Systems geschädigt, so kann sich das sowohl in einer reduzierten Herzschlagfrequenz sowie einer Herzfrequenzstarre – einer mangelnden Anpassungsfähigkeit des Herzens an die Schlagfrequenz – als auch in einem erhöhten Herzschlag oder in Störungen bei der Anpassung der Blutdruckregulation äußern. Weitere Gefahren, wenn das Herz-Kreislauf-System betroffen ist, sind z.B. Herzinfarkte, die nicht wahrgenommen werden: Die Gefahr eines „stummen" Herzinfarkts ist bei Diabetes wesentlich größer.

Weiters kann es zu einer Magenentleerungsstörung kommen, wenn der Magen-Darm-Trakt und die Verdauungsorgane betroffen sind. In diesem Zusammenhang kann es sowohl zu Durchfall als auch zu Verstopfung kommen. Wenn der Harn- und Geschlechtstrakt betroffen ist, sind Störungen der Blasenfunktion bis hin zur Inkontinenz oder auch das Auftreten einer Reizblase möglich. Beim Mann können Potenzstörungen auftreten, auch bei Frauen kann es aufgrund von Nerven- und Gefäßschäden im Genitalbereich zu Sexualstörungen kommen.

Weitere mögliche Symptome einer diabetischen Neuropathie können stärkere Blutzuckerschwankungen nach dem Essen, eine vermehrte Neigung zu Unterzuckerung aufgrund einer schlechten Wahrnehmung der Frühsymptome und Störungen der hormonellen Gegenregulation und der Schweißabsonderung sein (siehe zu den Symptomen die Tabelle auf Seite 134). Aufgrund des mannigfaltigen klinischen Erscheinungsbildes ist eine Abklärung beim Facharzt indiziert.

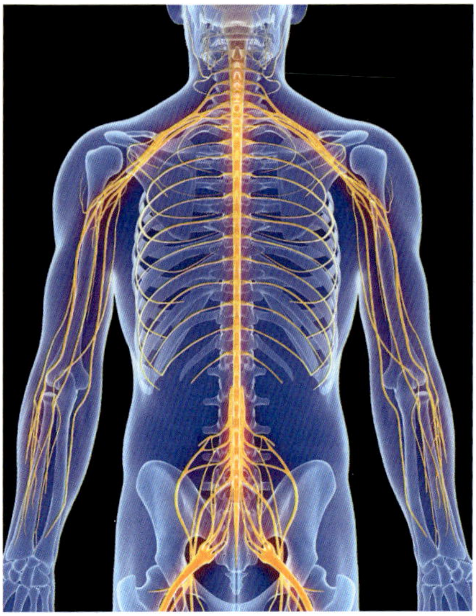

Abb. 41: Das menschliche Nervensystem in 3D – Nervenschädigungen können auch Ursache des diabetischen Fußsyndroms sein. Eine regelmäßige ärztliche Kontrolluntersuchung der Nervenfunktion ist daher wesentlich.

Untersuchungen auf Nervenschädigungen sollten beim Typ-1-Diabetes spätestens fünf Jahre nach Erstbefund erfolgen, beim Typ-2-Diabetes unmittelbar bei der ersten Diagnosestellung. Wenn keine Hinweise auf Nervenschädigungen vorliegen, sollte einmal jährlich eine Untersuchung – ein Screening auf Nervenschäden – durchgeführt werden. Die Untersuchung umfasst dabei sowohl die Krankengeschichte als auch gezieltes Fragen zu Empfindungen sowie Untersuchungen der Füße mit Überprüfung der Durchblutung und Sensibilität mittels verschiedener neurologischer Tests.

> Detaillierte Informationen über Neuropathie bei Diabetes können der Patientenleitlinie zur nationalen Versorgungsleitlinie Nervenschädigung bei Diabetes entnommen werden: www.deutsche-diabetes-gesellschaft.de

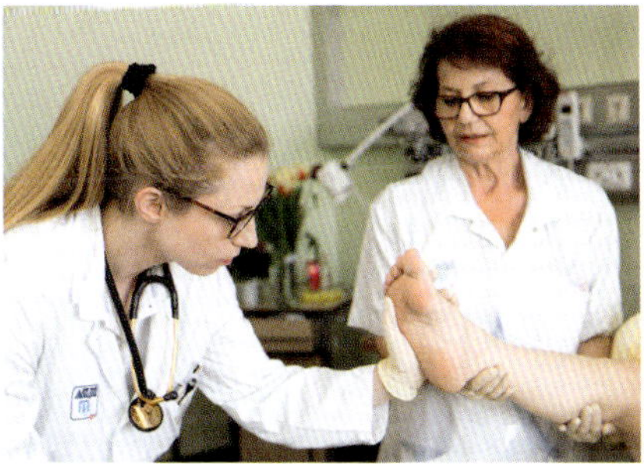

Abb. 42 und 43: Die Durchblutung und Sensibilität der Füße wird mittels verschiedener Tests untersucht. Abbildung 43 zeigt, worauf bei einer Fußinspektion zu achten ist.

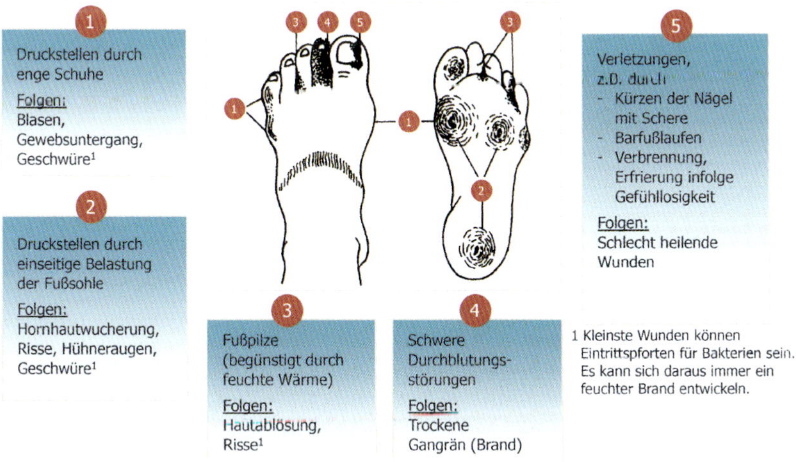

Mögliche Symptome einer diabetischen Neuropathie	
Störungen im vegetativen/ autonomen Nervensystem	• Magenentleerungsstörungen • Durchfälle • Verstopfung • Störungen der Blasenentleerung, Reizblase, Inkontinenz • Störungen der Stuhlentleerung • reduzierte Herzschlagfrequenz – Herzfrequenzstarre • erhöhter Herzschlag – Herzrasen • stummer Herzinfarkt • Störungen in der Anpassung der Blutdruckregulation, starke Blutdruckschwankungen, Kollapsneigung • Sexualstörungen, Impotenz
Störungen der peripheren sensiblen Nerven	• Missempfindungen: Ameisenlaufen, Kribbeln, Brennen, das Gefühl, kalte Füße zu haben • Schmerzen: brennende oder bohrende Schmerzen oder auch Krämpfe, typisch: Schmerzen in der Nacht/bei Ruhe • eingeschränkte Empfindlichkeit für Temperatur • eingeschränkte Empfindlichkeit für Schmerz • eingeschränkte Empfindlichkeit für Druck/ Berührung – Taubheitsgefühl
Störungen einzelner Hirn- bzw. peripherer Nerven	• Muskelschwäche, Lähmungserscheinungen • Augennerven: Doppelbilder, Sehstörungen
weitere mögliche Symptome	• starke Blutzuckerschwankungen nach dem Essen • vermehrte Neigung zu Unterzuckerung • Störungen der Schweißabsonderungen • schlechte Wundheilung

WAS KANN MAN BEI DIABETISCHER NEUROPATHIE TUN?

Prinzipiell kann die diabetische Neuropathie nicht ursächlich behandelt werden, d.h., es gibt derzeit keine Medikamente, die die Nervenschädigung direkt beheben könnten. Deshalb sind verschiedene symptomatische Maßnahmen zur

Linderung der Beschwerden notwendig. Da die Beschwerden sehr unterschiedlich sind, gibt es auch unterschiedliche Therapieansätze, die mit den Betroffenen individuell vor dem Hintergrund der bei ihnen bestehenden Beschwerden und Zusatzerkrankungen besprochen werden sollen. Im Falle des Vorliegens von Schmerzen im Rahmen einer diabetischen Neuropathie ist die Behandlung mit Schmerzmedikamenten möglich. Diese können die Schmerzen lindern und die Lebensqualität verbessern – jedoch nicht die Ursache beheben. Dabei ist es auch wichtig, auf Neben- und Wechselwirkungen mit anderen Medikamenten zu achten. Die Wahl der Medikamente und die Stärke der schmerzsenkenden Mittel orientiert sich an einem Stufenschema der Schmerzintensität.

Neben den klassischen Schmerzmitteln können auch Medikamente sinnvoll sein, die gegen Depressionen eingesetzt werden. Ebenfalls können Mittel zum Einsatz kommen, die ansonsten in der Therapie epileptischer Anfälle verwendet werden (Antikonvulsiva, Antiepileptika). Als weitere Medikamente können auch Infusionen mit alpha-Liponsäure, Vitamin-D-Präparate oder Salben mit Capsaicin, einem Wirkstoff aus den getrockneten Früchten des Cayennepfeffers, zum Einsatz kommen.

Daneben können auch begleitende, nicht medikamentöse Schmerztherapien, wie z.B. eine Elektrotherapie oder eine Psychotherapie, helfen. Prinzipiell ist bei der diabetischen Neuropathie immer auch eine gute Blutzuckereinstellung wichtig, wobei starke Blutzuckerschwankungen und insbesondere auch hohe Zuckerspitzen sowie Unterzuckerungen vermieden werden sollen. Falls keine Schmerzen im Vordergrund stehen und eines der oben genannten Symptome auftritt, muss individuell eine symptomatische Therapie im Rahmen allgemeiner Behandlungsansätze versucht werden.

Weitere Informationen zur autonomen diabetischen Neuropathie mit Symptomen des Herz-Kreislauf-Systems, des Magen-Darm-Traktes und des Harn- und Geschlechtstraktes finden Sie in den Patientenleitlinien zur nationalen Versorgungsleitlinie Nervenschädigung bei Diabetes im Erwachsenenalter (siehe unter www.deutsche-diabetes-gesellschaft.de).

ERKRANKUNGEN GROSSER BLUTGEFÄSSE (MAKROVASKULÄRE ERKRANKUNGEN)

Menschen mit Diabetes haben ein deutlich höheres Risiko für Gefäßkrankheiten als Menschen mit normalen Blutzuckerwerten. Dazu zählen die koronare Herzkrankheit, Angina pectoris bis Herzinfarkt, Schlaganfälle oder auch die Gefäßverkalkung der großen Beinarterien – auch als „Schaufensterkrankheit" bezeichnet. Selbst Patienten mit Prädiabetes weisen ein erhöhtes Risiko für Gefäßverkalkungen auf.

Neben den höheren Blutzuckerwerten spielen hier auch alle anderen Herz-Kreislauf-Risikofaktoren, die beim metabolischen Syndrom meist kombiniert vorliegen, eine wichtige Rolle. Dazu gehören ein erhöhtes LDL-Cholesterin, niedriges HDL-Cholesterin, erhöhte Triglyzeride, ein erhöhter Blutdruck und vor allem auch bauchbetontes Übergewicht. Deswegen müssen neben einer guten Blutzuckereinstellung auch all diese Begleitsymptome betrachtet und gegebenenfalls behandelt werden.

Zusätzlich zum Risiko für Herzerkrankungen, die durch eine Minderdurchblutung bedingt sind, sind bei Menschen mit Diabetes auch häufiger eine Herzschwäche und Vorhofflimmern zu finden als bei Patienten ohne Diabetes. Bei Menschen mit Diabetes machen Herz-Kreislauf-Erkrankungen die Haupttodesursache aus, weswegen auf diese besonderes Augenmerk gelegt werden muss. Deshalb ist auch bei der Wahl der Diabetesmedikamente und der Therapieform auf das erhöhte Herz-Kreislauf-Risiko zu achten und deswegen wird auch besonders auf die kardiovaskuläre Sicherheit aller Diabetesmedikamente Wert gelegt. Das Risiko für Herz-Kreislauf-Erkrankungen ist bei Männern ca. zwei- bis dreifach, bei Frauen ca. vier- bis sechsfach erhöht im Vergleich zu Männern und Frauen ohne Diabetes.

Gerade beim gleichzeitigen Bestehen einer diabetischen Nervenschädigung ist auch zu bedenken, dass vermehrt stumme Infarkte – Infarkte ohne die klassischen Symptome eines Herzinfarkts – auftreten können. Umso wichtiger sind regelmäßige Untersuchungen auf das Vorliegen von Durchblutungsstörungen, auch bei unspezifischen Symptomen. Atemnot bei körperlicher Belastung, Brustschmerzen bei Anstrengungen, Kälte bzw. bei Stresssituationen, aber auch Übelkeit, Schmerzen im Oberbauch oder Rückenbereich können Anzeichen einer Mangeldurchblutung des Herzens sein. Gerade Frauen mit Diabetes haben überdurchschnittlich häufig unspezifische vegetative Symptome (Übelkeit mit oder ohne Erbrechen, Schwäche, Kurzatmigkeit, Schmerzen im Oberbauch, oberen Rücken oder Hals-/Kieferbereich), die teilweise auch ohne Brustschmerzen auf eine Minderdurchblutung im Herzen hinweisen können.

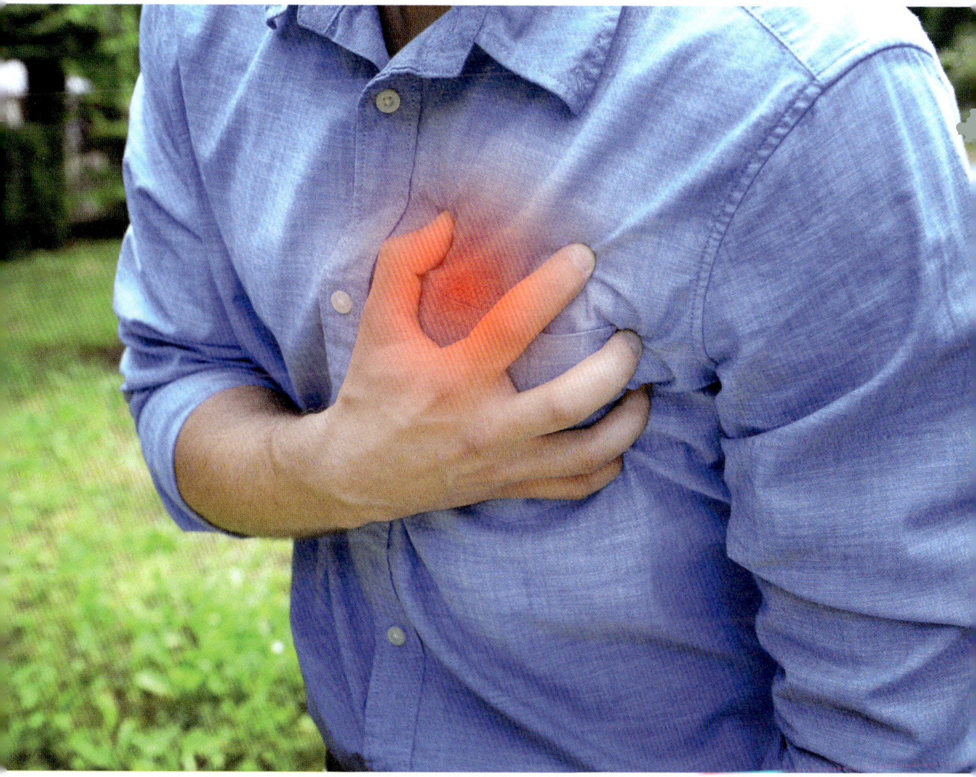

Abb. 44: Alarmstufe Rot: Bei anhaltenden Schmerzen hinter dem Brustbereich mit Ausstrahlung in den linken Arm sollte umgehend der Notarzt gerufen werden!

Durch Gefäßverkalkungen kann das Blut nicht mehr ungehindert durch die Arterien fließen, weswegen eine Mangelversorgung entsteht, die im Falle eines Gefäßverschlusses zum Verlust von Herzmuskelgewebe, dem Herzinfarkt, führt. Während bei Männern häufig in der Herzkatheter-Untersuchung eine Engstelle oder ein Gefäßverschluss nachweisbar ist, finden sich bei Frauen oft trotz eines Koronarsyndroms offene Herzkranzgefäße. Bei Frauen können eine Durchblutungsstörung der feinsten Gefäßverzweigungen und eine entzündliche Veränderung an den Gefäßen sowie Gefäßfunktionsstörungen im Vordergrund stehen, die symptomatisch durch Beseitigung aller möglichen Risikofaktoren und Senken des LDL-Cholesterins unter 70 mg/dl behandelt werden müssen.

i

Generell gilt: Bei anhaltenden Schmerzen hinter dem Brustbereich mit Ausstrahlung in den linken Arm oder auch in andere Körperbereiche sowie bei Kaltschweißigkeit, Vernichtungsangst oder Übelkeit sollte umgehend der Notarzt gerufen werden. Auch sonst sollte in jedem Fall bei starkem Leistungsabfall, unklaren, neu aufgetretenen körperlichen Beschwerden, geschwollenen Füßen, Kurzatmigkeit, Übelkeit, Erbrechen oder starkem Unwohlgefühl ein Arzt kontaktiert werden.

Bei einem Schlaganfall kommt es zu einem Verschluss einer Gehirnarterie mit einer Minderversorgung des Gehirns. Ein besonderes Risiko ist das Vorhofflimmern, besonders wenn keine blutverdünnenden Medikamente eingenommen werden. Bei Frauen ist außer bei Vorhofflimmern auch durch Übergewicht, schlechte Blutzuckereinstellung und hohen Blutdruck ein höherer Risikoanstieg im Vergleich zu Männern gegeben. Ebenso ist die Einnahme der Pille oder eine Hormontherapie mit einem Risikoanstieg behaftet.

Ein Schlaganfall kann sich durch Sprachstörungen, Schwächung bis Lähmung einer Körperhälfte, Sehstörungen, Koordinationsstörungen, Desorientiertheit, Verwirrtheit äußern – je nachdem, welcher Hirnbereich betroffen ist. Im Falle solcher Anzeichen ist unverzüglich der Notarzt zu rufen. Nur ein rascher Therapiebeginn kann Hirnsubstanz retten!

KANN MAN GEFÄSSERKRANKUNGEN FRÜH ERKENNEN UND BEHANDELN?

Regelmäßige Kontrolluntersuchungen, eine gute Blutzucker- und Blutdruckeinstellung sowie eine lipidsenkende Therapie im Fall erhöhter Blutfettwerte sind wesentlich. Weiters kann an der Halsschlagader mittels Ultraschall die Durchblutung und eine eventuelle Verdickung der Gefäßinnenwand (Intima-Media-Schicht) erkannt werden, die auf ein erhöhtes Risiko hindeutet und weitere abklärende Maßnahmen notwendig machen kann. Am Herzen sind ebenfalls spezifische Tests beim Facharzt möglich.

Vor allem bei Frauen sind einfachere Tests oft weniger aussagekräftig, weswegen oft zusätzliche Stresstests oder Imaging-Verfahren (radiodiagnostische/nuklearmedizinische Tests) eingesetzt werden müssen. Bei Hinweis auf eine Durchblutungsstörung im Herzen ist letztlich eine Herzkatheteruntersuchung notwendig – bei der im Fall eines Gefäßverschlusses entsprechende Maßnahmen die Durchblutung durch Aufdehnung der Gefäße und Stent-Implantation verbessern können. Bei Diabetes sind allerdings oft auch herzchirurgische Maßnahmen (Bypass-Operationen) notwendig bzw. vorteilhaft.

Rauchen verstärkt das Risiko für Gefäßverschlüsse bei Diabetikern besonders, weshalb es unbedingt vermieden werden sollte. Neben dem Rauchen ist der Diabetes einer der häufigsten Ursachen für Gefäßverkalkungen im Beckenbereich bzw. an den großen und kleinen Gefäßen der Beine und Füße. Die periphere arterielle Verschlusskrankheit wird auch als „Schaufensterkrankheit“ bezeichnet, bei der die Betroffenen nach einer kürzeren Gehstrecke von oft nur wenigen Metern aufgrund von Schmerzen in den Waden stehenbleiben müssen, bevor sie dann wieder ein Stück weitergehen können.

Auch hier ist es möglich, diese Erkrankung mittels Ultraschall bzw. anderer radiodiagnostischer Maßnahmen bis zur Gefäßkatheteruntersuchung festzustellen und mittels Intervention durch Dehnung und Stents die Durchblutung zu verbessern. Manchmal ist auch eine operative Maßnahme sinnvoll. Die regelmäßige Kontrolle der Durchblutung der Beine ist deshalb ein unerlässlicher Teil der laufenden Untersuchungen (Routine-Checks) eines jeden Diabetespatienten.

Makrovaskuläre Erkrankungen: Koronare Herzkrankheit (Angina pectoris bis Herzinfarkt), Schlaganfälle oder auch die Gefäßverkalkung der großen Beinarterien können im schlimmsten Fall zum Tod führen.

Regelmäßige (zumindest einmal jährliche) Kontrolluntersuchungen der großen Gefäße und der Herzfunktion, eine gute Blutzucker- und Blutdruck-Einstellung sowie eine lipidsenkende Therapie im Fall erhöhter Blutfettwerte sind wesentlich zur Vorbeugung. Das Erreichen der individuellen Zielwerte (HbA1c, LDL-Cholesterin, Blutdruck) ist anzustreben.

SEXUALSTÖRUNGEN BEI ZUCKERKRANKHEIT

Sowohl bei Männern als auch bei Frauen mit Diabetes treten häufiger Sexualstörungen auf als bei Menschen ohne Zuckerkrankheit. Dies kann mannigfaltige Ursachen haben: Dazu gehören veränderte Hormonspiegel (niedriges Testosteron beim Mann), Durchblutungsstörungen und psychische Probleme, aber auch körperliche Probleme aufgrund von Diabeteskomplikationen – insbesondere durch diabetische Nerven- bzw. Gefäßschädigung im Genitalbereich. Weiters können auch Nebenwirkungen von Medikamenten eine Rolle spielen.

Bei Frauen kommt es häufig zu verminderter Libido, Erregungsstörung, Orgasmusstörung sowie zu Schmerzsymptomen. Bei Männern stehen die erektile Dysfunktion bzw. Potenzprobleme im Vordergrund, die durch diabetesbedingte Nervenschädigung und Gefäßschädigung im Penisschwellkörper verursacht sein können. Neben organischen Ursachen spielen aber auch psychische Probleme bis hin zu Depressionen eine wichtige Rolle, die berücksichtigt werden muss. In der Prävention von Sexualstörungen sind zusätzlich zu einer guten Blutzuckereinstellung auch eine multifaktorielle Therapie zur Behandlung sowie das Vermeiden von Spätkomplikationen wichtig.

Ebenso notwendig ist das Erkennen und Behandeln einer Depression bzw. psychischer Probleme und das Anstreben einer allgemeinen Verbesserung des Gesundheitszustandes und der Lebensqualität. Weiters sind ein Rauchstopp, Bewegung und eine gesunde mediterrane Ernährung sowie Gewichtsabnahme bei Übergewicht hilfreich. Gegebenenfalls kann nach entsprechender vorheriger Abklärung organischer Ursachen auch eine medikamentöse Therapie versucht werden. Sowohl Hormontherapien als auch PDE5-Inhibitoren – bei Männern mit Potenzschwierigkeiten – sind eine mögliche Option. Hier ist allerdings zu beachten, dass bei gleichzeitigem Vorhandensein einer Durchblutungsstörung des Herzens und gleichzeitiger Einnahme von Nitraten für eine solche Behandlung ein klarer Ausschließungsgrund gegeben ist. Bei Männern gibt es noch verschiedene andere mechanische Behandlungsmöglichkeiten, die mit einem Urologen besprochen werden können.

DEPRESSION

Menschen mit Diabetes haben ein doppelt so hohes Risiko, an einer Depression zu erkranken; Frauen sind, wie auch in der allgemeinen Bevölkerung, davon besonders häufig betroffen. Durch den Diabetes können Probleme im Alltag, mit dem täglichen Leben auftreten – insbesondere im Fall von Spätkomplikationen. Neben körperlichen Leiden und psychischen Problemen, die mit Diabetes einhergehen und zum höheren Risiko für eine Depression beitragen können, kommen auch andere Faktoren zum Tragen – es wird vermutet, dass bei Depressionen und Diabetes gemeinsame Risikofaktoren, so auch Übergewicht und chronischer Stress, eine Rolle spielen. Zu körperlichen Veränderungen zählen Veränderungen in Hormonspiegeln und Neurotransmittern, zu den seelischen Veränderungen psychische Probleme in der Familie oder im Beruf, die oft auch direkt mit Diabetes in Zusammenhang stehen und das Risiko für Depressionen weiter verstärken können.

Sie können in einem Selbsttest überprüfen, ob Sie für Depressionen gefährdet sind, indem Sie sich folgende Fragen stellen:

- Leiden Sie seit mehr als zwei Wochen unter gedrückter Stimmung, Interesselosigkeit, Freudlosigkeit?
- Kommen sie mit Alltagsanforderungen nicht zurecht?
- Können sie das Leben weniger genießen?
- Leiden Sie unter hartnäckigen Schlafstörungen?
- Ist Ihr Appetit vermindert?
- Empfinden Sie Verzweiflung, Hoffnungslosigkeit?
- Fühlen sie sich häufig energielos?

Wenn Sie mehrere Fragen mit Ja beantworten, sollten Sie dies unbedingt mit Ihrem behandelnden Arzt oder einem Psychiater/Psychotherapeuten besprechen.

Falls bei Diabetes gleichzeitig eine Depression vorliegt, verschlechtert sich auch die Diabetestherapie, da die Patienten durch die Erkrankung weniger aktiv mitarbeiten können: So steigt auch die Gefahr für Komplikationen und es entsteht eine Art Teufelskreis.

Umso wichtiger ist es, das Vorliegen einer Depression rechtzeitig zu erkennen, um gegebenenfalls eine Therapie einzuleiten. Dann werden sich auch das Leben mit Diabetes und die Diabeteseinstellung verbessern. Bei der Wahl der Antidepressiva ist jedoch darauf zu achten, dass keine weitere Gewichtszunahme oder Verschlechterung des Stoffwechsels eintritt.

Patienten mit Diabetes haben ein höheres Risiko für Depressionen, die, bleiben sie unerkannt und unbehandelt, zur schlechteren Stoffwechselkontrolle beitragen!

ZUSAMMENFASSUNG

Diabetesspätfolgen sind eine enorme Beeinträchtigung für Erkrankte. Mikrovaskuläre Komplikationen wie diabetesbedingte Augen- und Nierenerkrankungen, aber auch Nervenschädigungen, die mit Ursache für das diabetische Fußsyndrom sind, makrovaskuläre Erkrankungen, Sexualstörungen und Depressionen können nicht nur die Lebensqualität stark mindern, sondern auch lebensgefährliche Ausmaße annehmen.

Mikrovaskuläre Komplikationen der Augen können im schlimmsten Fall einen kompletten Verlust der Sehkraft verursachen. Probleme der kleinen Gefäße der Nieren können zu Folgekrankheiten, wie etwa Bluthochdruck und schließlich zum Nierenversagen, führen – ein trotz der modernen Dialysemethoden lebensbedrohlicher Zustand.

Nervenschädigungen können alle Körperregionen und damit alle Sinne betreffen. Störungen der taktilen Wahrnehmung, des Temperatursinns und des Schmerzempfindens sind nur ein paar der möglichen Komplikationen. Nervenschädigungen sind in Kombination mit Störungen der Blutgefäße in den Beinen die häufigste Ursache für das diabetische Fußsyndrom, das eine Amputation der betroffenen Gliedmaßen notwendig machen kann. Es können jedoch auch Schäden des autonomen Nervensystems auftreten, das innere Organe und Körperfunktionen steuert, und bei jenen Probleme verursachen.

Erkrankungen der großen Blutgefäße, wie etwa Herzinfarkt und Schlaganfall, wiederum sind die Haupttodesursache für Diabetiker, wobei Herz-Kreislauf-Erkrankungen bei Frauen nicht ohne weiteres diagnostizierbar sind.

Durch Sexualstörungen und Depressionen, die unter anderem auch durch das tägliche Leben mit einer chronischen Krankheit und die damit verbundenen Komplikationen auftreten können, kann die Lebensqualität ebenfalls eingeschränkt sein.

In jedem Fall sollte versucht werden, Spätfolgen, so gut es geht, durch eine optimale Blutzuckereinstellung und regelmäßige Kontrolle aller Faktoren hinauszuzögern bzw. im besten Fall zu vermeiden.

DIABETES UND SCHWANGERSCHAFT

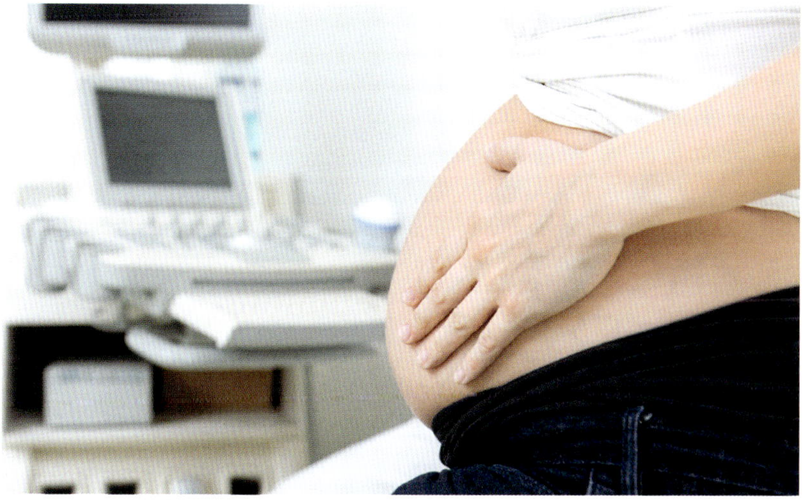

Abb. 45: Ungefähr jede siebente Schwangere entwickelt ab dem zweiten Schwangerschafts-trimester einen Schwangerschaftsdiabetes.

Diabetes kann auch mit Störungen in der Reproduktion einhergehen – sowohl die Spermienqualität bei Männern als auch die Fertilität von Frauen kann, vor allem bei gleichzeitig bestehendem deutlichen Übergewicht und schlechter Stoffwechsellage, beeinträchtigt sein.

WENN DER DIABETES BEREITS VOR DER SCHWANGERSCHAFT BEKANNT IST

Frauen mit Diabetes müssen die Schwangerschaft planen: Bei Kinderwunsch ist es notwendig, den betreuenden Diabetologen und den Gynäkologen zu informieren. Nur so können Schwangere über mögliche Komplikationen und ihr individuelles Risiko aufgeklärt werden und kann die Schwangerschaft möglichst optimal verlaufen. Für die Vorbereitung ist es notwendig, dass die Stoffwechsellage zu Beginn der Schwangerschaft bereits im Zielbereich ist.

Deswegen sollten Verhütungsmaßnahmen erst beendet werden, wenn der HbA1c zumindest unter 7% liegt, besser jedoch nahe bei 6% (obere Normgrenze). Dies kann im Fall eines Typ-1-Diabetes durch eine funktionelle Insulintherapie oder auch eine Insulinpumpentherapie erreicht werden. Im Fall von häufigen Unterzuckerungen kann hier auch die Pumpentherapie in Kombination mit einer kontinuierlichen Glukose-Sensor-Messung Vorteile bringen. In einem solchen Fall wird diese Therapie auch von der Krankenkassa übernommen.

Wichtig ist auch, dass ein Folsäure-Präparat eingenommen wird – bereits zum Zeitpunkt der Empfängnis und in den ersten drei Schwangerschaftsmonaten. Im ersten Schwangerschaftstrimester besteht ein höheres Risiko für Unterzuckerungen, insbesondere wenn bereits vor der Schwangerschaft Unterzuckerungen aufgetreten sind bzw. bei schlechter Wahrnehmung von niedrigen Blutzuckerwerten und langer Diabetesdauer. Die Insulintherapie ist hier anzupassen und eine engmaschige Kontrolle im betreuenden Zentrum ist notwendig. Ab der 24. Schwangerschaftswoche kommt es dann durch Schwangerschaftshormone zu einem Anstieg der Blutzuckerwerte bis zur Geburt, weswegen die Insulintherapie laufend engmaschig angepasst werden muss (bis zum Ende der Schwangerschaft üblicherweise Insulindosissteigerung um 50–100% im Vergleich zur Frühschwangerschaft). Ab der Geburt sinkt der Insulinbedarf dann akut – meist um die Hälfte – ab und ist bei sehr guter Blutzuckereinstellung in der Schwangerschaft oft sogar niedriger als vor der Schwangerschaft.

Generell sollten schwangere Frauen mit Diabetes in einem Zentrum betreut werden, in dem auch eine gute Zusammenarbeit mit der Geburtshilfe gegeben ist, sodass die Geburt am Zentrum erfolgen kann und auch eine neonatologische Intensivstation vorhanden ist, die bei Bedarf in Anspruch genommen werden kann.

Diabetische Schwangerschaften sind immer mit einem erhöhten Risiko für Schwangerschaftskomplikationen verbunden. Bei optimaler Betreuung ist das Risiko jedoch nicht wesentlich höher als bei gesunden Frauen. Dies ist vor allem dann der Fall, wenn bei Schwangerschaftsbeginn noch keine Spätkomplikationen vorliegen. Bereits **vor der Schwangerschaft** muss ein aktueller Status der Spätkomplikationen erhoben werden; er muss dann im Schwangerschaftsverlauf immer wieder überprüft werden, da währenddessen eine Verschlechterung der Spätkomplikationen auftreten kann. Insbesondere kann es zu einer leichten Verschlechterung des Augenbefundes bzw. zu einer Zunahme der Eiweißausscheidung im Harn mit einer Abnahme der Nierenfunktion kommen. In den meisten Fällen sind diese Entwicklungen aber nach der Schwangerschaft wieder rückläufig, sodass langfristig keine Verschlechterung der Spätkomplikationen durch eine Schwangerschaft eintritt.

Wenn bereits zu Schwangerschaftsbeginn schwere Spätkomplikationen im Sinne einer schweren Nierenfunktionseinschränkung oder einer Koronaren Herzkrankheit oder einer schweren Augenschädigung vorliegen, so sollten mit den behandelnden Ärzten die Risiken einer Schwangerschaft ausführlich besprochen werden. In jedem Fall sollte die Situation vor Schwangerschaftsbeginn stabilisiert und während der Schwangerschaft engmaschig überprüft werden.

Weitere Details können Sie der Patientenversion der deutschen Leitlinie zu Diabetes und Schwangerschaft entnehmen (siehe unter www.deutsche-diabetes-gesellschaft.de).

WENN EIN SCHWANGERSCHAFTSDIABETES ENTDECKT WIRD

Ungefähr jede siebente Schwangere entwickelt ab dem Beginn des zweiten Drittels der Schwangerschaft einen Schwangerschaftsdiabetes. Auch eine normale Schwangerschaft ist durch eine Zunahme der Insulinresistenz aufgrund der hormonellen Umstellung gekennzeichnet. Bei gesunden Schwangeren wird diese Erhöhung der Insulinresistenz jedoch durch eine Erhöhung der Insulinausschüttung ausgeglichen, sodass die Blutzuckerspiegel normal, ja meist sogar niedriger als außerhalb der Schwangerschaft sind.

Falls die Insulinresistenz bereits vor der Schwangerschaft stark erhöht war bzw. falls die Bauchspeicheldrüse diesen erhöhten Insulinbedarf nicht gewährleisten kann, wird ein Schwangerschaftsdiabetes eintreten. Dieser wird üblicherweise in der 24.–28. Schwangerschaftswoche erkannt, indem ein zweistündiger Zuckerbelastungstest durchgeführt wird.

Eine von der MedUni Wien durchgeführte österreichweite Studie ergab, dass bereits bei einem einzigen erhöhten Blutzuckerwert im Zuckerbelastungstest das Risiko für Schwangerschaftskomplikationen deutlich erhöht ist. Dies hat wesentlich dazu beigetragen, dass der Zuckerbelastungstest mit den neuen internationalen Diagnosekriterien seit 2010 im Mutter-Kind-Pass vorgeschrieben ist.

Die Studie bestätigte auch für Österreich die Risikofaktoren für Schwangerschaftsdiabetes: Alter ab 35 Jahren, Übergewicht, ein Schwangerschaftsdiabetes oder ein Kind mit mehr als 4,5 kg Geburtsgewicht oder schwere Komplikationen in einer vorangegangenen Schwangerschaft, hoher Blutdruck oder hohe Blutfette vor der Schwangerschaft oder ein Diabetes bei Eltern oder Geschwistern. Das Risiko ist außerdem höher, wenn die Mutter einen Diabetes hat oder wenn das ungeborene Kind ein Bub ist.

Bei starkem Übergewicht sollte der Zuckerbelastungstest besser schon zu Schwangerschaftsbeginn durchgeführt werden, da 25% der Frauen bereits zu diesem Zeitpunkt eine Therapie benötigen, wie eine internationale Studie im Rahmen eines EU-Projekts, an dem auch Experten der MedUni Wien für Diabetologie und Geburtshilfe beteiligt waren, aufgezeigt hat („DALI-Studie").

Beim Zuckerbelastungstest wird nüchtern, eine und zwei Stunden nach 75 g Zuckerbelastung der Blutzuckerspiegel gemessen und anhand der Blutzuckerwerte erhoben, ob die Stoffwechsellage unauffällig ist oder ein Schwangerschaftsdiabetes vorliegt.

EMPFEHLUNGEN UND MASSNAHMEN BEI SCHWANGERSCHAFTSDIABETES

Frauen, die einen Schwangerschaftsdiabetes entwickelt haben, weisen ein siebenmal höheres Risiko auf, nach der Schwangerschaft einen Typ-2-Diabetes zu entwickeln, als Frauen, die in der Schwangerschaft eine unauffällige Stoffwechsellage aufweisen. Das ist darauf zurückzuführen, dass Frauen mit Schwangerschaftsdiabetes aufgrund ihrer Gene oder aufgrund der lebensstilbedingten Risikofaktoren (insbesondere Übergewicht) einem höheren Risiko ausgesetzt sind.

Im Fall eines Schwangerschaftsdiabetes wird zunächst eine Lebensstilumstellung empfohlen: Einhalten einer Diät, die im Prinzip einer gesunden Ernährung in der Schwangerschaft entspricht, sowie Bewegung, sofern keine Gegenanzeigen aus geburtshilflicher Sicht vorliegen. Falls durch diese Lebensstilmaßnahmen die Blutzuckerwerte nicht in den Zielbereich kommen (wiederholt 1-Stunden-Wert 140 mg/dl nach der Mahlzeit; Nüchternwert < 90 mg/dl), so muss auch in Abhängigkeit von geburtshilflichen Befunden und der Entwicklung des Kindes eine Insulintherapie eingeleitet werden.

Falls eine Insulintherapie notwendig ist, so muss sie – wie auch bei einem vorher bestehenden Diabetes – im weiteren Verlauf der Schwangerschaft angepasst werden, wobei der Insulinbedarf bis zur Geburt ansteigt. Bei Schwangerschaftsdiabetes ist die Insulintherapie bei der Geburt zu beenden. In 90% der Fälle ist auch nach der Geburt keine medikamentöse Therapie mehr notwendig.

Ca. acht Wochen nach der Entbindung sollte wieder ein Zuckerbelastungstest durchgeführt werden, um festzustellen, ob sich die Stoffwechsellage wieder normalisiert hat oder ob ein Prädiabetes oder ein persistierender Diabetes vorliegt.

Schwangere Frauen haben ein höheres Risiko für einen Typ-2-Diabetes. Präventionsmaßnahmen im Sinne einer gesunden Ernährung und im Falle von Übergewicht eine Gewichtsreduktion um ca. 5–7% des Körpergewichts helfen jedoch, das Diabetesrisiko um zumindest 50% zu reduzieren. In jedem Fall sollten diabetische Schwangere und Frauen mit Schwangerschaftsdiabetes – so möglich – stillen!

Eine Stillphase von zumindest drei Monaten senkt bei Mutter und Kind das Risiko, im weiteren Verlauf Übergewicht und Diabetes zu entwickeln. Falls ein Schwangerschaftsdiabetes vorlag und der erste Zuckerbelastungstest nach der Schwangerschaft unauffällig war, sollte dennoch versucht werden, das Normalgewicht zu erhalten bzw. zu erreichen, nicht zu rauchen und viel Bewegung zu machen, um das Risiko einer Diabetesentwicklung gering zu halten. Alle zwei Jahre sollte ein Zuckerbelastungstest zur Überprüfung des Stoffwechsels durchgeführt werden. Zusätzlich sollten alle anderen kardiovaskulären Risikofaktoren wie Blutdruck und Blutfette regelmäßig kontrolliert und im Bedarfsfall behandelt werden.

Im Fall einer neuen Schwangerschaft liegt das Risiko, erneut einen Schwangerschaftsdiabetes zu entwickeln, zwischen 30 und 60%. Allerdings verschlechtert sich der Stoffwechsel der Mutter und ihr Herz-Kreislauf-Risiko langfristig nicht, wenn bei einem neuerlichen Auftreten eines Schwangerschaftsdiabetes eine entsprechende Überwachung und Behandlung erfolgt, wie auch eine Studie der MedUni Wien zeigte.

Weitere Informationen können Sie der Leitlinie für Patientinnen, Schwangere und Interessierte zu Diagnostik, Behandlung und Nachsorge der Deutschen Diabetes-Gesellschaft (DDG) und der Deutschen Gesellschaft für Gynäkologie und Geburtshilfe (DGGG) entnehmen: www.deutsche-diabetes-gesellschaft.de

FÜR ALLE SCHWANGEREN MIT DIABETES GILT

Während der Schwangerschaft ist eine optimale Stoffwechseleinstellung notwendig, damit das Kind die besten Bedingungen für seine geistige und körperliche Entwicklung vorfindet. Der mütterliche Blutzucker passiert ungehindert die Plazenta, und Blutzuckerspitzen führen beim Kind zu einer vermehrten Insulinausschüttung, die für viele Komplikationen wie überproportionales Wachstum, Unterzucker nach der Geburt und Anpassungsstörungen verantwortlich ist. Das Insulin der Mutter (egal ob körpereigenes oder medikamentös verabreichtes Insulin) kann die Plazenta hingegen nicht passieren.

Bei schlechterer Stoffwechseleinstellung ist nicht nur die Gefahr von akuten Schwangerschaftskomplikationen gegeben, sondern es besteht auch die Gefahr, dass das Kind selbst „geprägt“ wird und im späteren Leben ein höheres Risiko hat, selbst Stoffwechselprobleme (Übergewicht, Diabetes) zu entwickeln. In der Schwangerschaft selbst sind niedrigere Blutzuckerzielwerte als außerhalb der Schwangerschaft notwendig, da gesunde Schwangere niedrigere Blutzuckerwerte als Nicht-Schwangere aufweisen. Bei vorbestehendem Diabetes ist auch das Risiko für die Entwicklung eines Schwangerschafts-Bluthochdrucks bzw. für eine Schwangerschaftsvergiftung (Präeklampsie) größer als bei Frauen ohne Diabetes.

Eine gute Zusammenarbeit zwischen Diabetologe und Geburtshelfer gewährleistet, dass die Entwicklung des Kindes unauffällig verläuft und der Geburtstermin und die Geburt selbst optimal geplant werden können.

ZUSAMMENFASSUNG

Frauen mit Typ-1- oder Typ-2-Diabetes mellitus müssen eine Schwangerschaft planen, da ohne ausreichende Planung das Risiko für Schwangerschaftskomplikationen, unkontrollierte Blutzuckerschwankungen und einer Verschlechterung von Spätkomplikationen enorm erhöht ist und damit Mutter und Kind gefährdet sind.

Frauen, die in einer früheren Schwangerschaft einen Schwangerschaftsdiabetes hatten, sind stark gefährdet, ihn erneut zu entwickeln, und sollten bereits sehr früh in der Schwangerschaft einen Internisten aufsuchen, um rechtzeitig eine Verschlechterung der Stoffwechsellage erkennen und behandeln zu können.

Das Risiko eines Schwangerschaftsdiabetes ist bei Übergewichtigen besonders erhöht – für sie ist es sinnvoll, bereits früher, als es im Mutter-Kind-Pass vorgesehen ist, die Stoffwechsellage zu überprüfen.

In jedem Fall sollten jedoch auch alle gesunden Schwangeren den im Mutter-Kind-Pass vorgesehenen Zuckerbelastungstest in der 24.–28. Schwangerschaftswoche machen, um Spätfolgen einer schlechten Blutzuckereinstellung zu vermeiden.

SONDERSITUATIONEN BEI EINER DIABETES-ERKRANKUNG

Als Diabetiker kommt man immer wieder in Situationen, in denen die routinemäßige Behandlung ohne Anpassung problematisch – weil nicht durchführbar, oder gefährlich, weil die Dosierung in dieser Situation nicht passt – ist. Solche Situationen im Vorhinein selbständig erkennen zu können, ist für Diabetiker (lebens-)notwendig, um die entscheidenden Maßnahmen zu ergreifen.

WAS MACHE ICH BEI EINEM GRIPPALEN INFEKT ODER BEI ENTZÜNDUNGSHERDEN?

Im Fall einer fieberhaften Erkrankung bzw. eines entzündlichen Geschehens im Körper kommt es zu einer Verschlechterung der Insulinempfindlichkeit und dadurch auch zu einer Verschlechterung der Stoffwechsellage. Deshalb muss üblicherweise in diesem Fall die blutzuckersenkende medikamentöse Therapie angepasst werden.

Falls Sie Insulin spritzen, kann die Dosis um 10–20% angehoben werden. Dies sollte jedoch mit dem behandelnden Arzt besprochen werden. Wird Ihr Diabetes mit Tabletten therapiert, sollten Sie jedenfalls Rücksprache mit dem behandelnden Arzt halten, damit dieser eventuell eine Anpassung vornehmen kann. In manchen Fällen ist auch zwischenzeitlich eine Insulintherapie nötig, die dann später wieder beendet werden kann.

WAS MUSS ICH TUN, WENN ICH EINE CORTISONTHERAPIE BENÖTIGE?

Wenn sie eine Cortisontherapie benötigen, so ist davon auszugehen, dass sich der Blutzucker verschlechtern wird, da Cortison ein starkes, dem Insulin entgegengesetzt wirkendes Hormon ist. Wenn sie eine längerfristige Cortisontherapie benötigen, so sollten Sie mit dem behandelnden Arzt besprechen, wie Ihre Therapie am besten angepasst werden kann. Oft ist eine unterstützende Insulintherapie in Form eines sogenannten Intermediärinsulins (ein ca. acht Stunden lang wirksames Basalinsulin), das am Morgen verabreicht werden kann, notwendig. Nach Absetzen der Cortisontherapie kann die Insulin-Therapie meist wieder beendet werden.

WORAUF IST BEI FLUGREISEN ZU ACHTEN, WENN ICH INSULIN SPRITZEN MUSS?

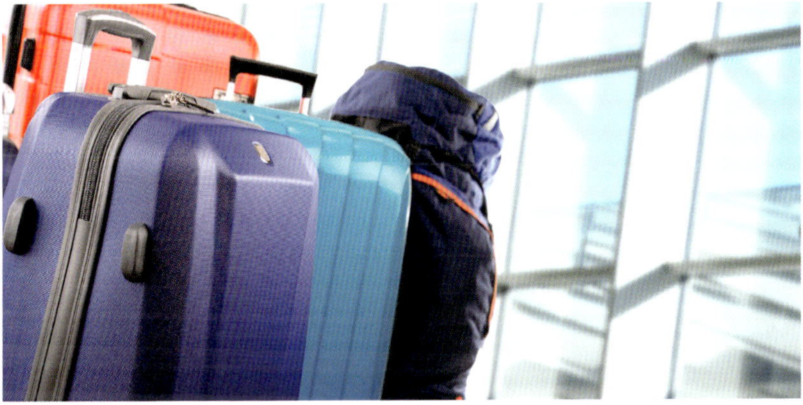

Abb. 46: Bei und vor Reisen muss der Insulin-Spritzrhythmus rechtzeitig an die mögliche Zeitumstellung angepasst werden, dann steht auch einem entspannten Urlaub nichts im Wege.

Bei Flugreisen ist der Spritzrhythmus der Zeitumstellung anzupassen. Sprechen Sie im Vorhinein mit ihrem behandelnden Arzt, wie Sie das am besten bewerkstelligen können. Weiters benötigen Sie für die Flugreise die Bestätigung, dass Sie eine Insulintherapie benötigen, damit die Mitnahme von Pens im Flugzeug kein Problem bereitet. Es empfiehlt sich, Medikamente im Handgepäck mitzuführen. Ein Diabetikerausweis mit Notfallhinweisen in Englisch ist ebenfalls anzuraten.

Außerdem sollten alle insulinpflichtigen Patienten für den Fall einer schweren Unterzuckerung auch Glukagon bzw. Traubenzucker mitführen. Als Richtwert gilt, dass bei Zeitverschiebungen bei Flügen in Richtung Westen die Verlängerung des Tages, die zu einem Insulinmangel führen würde, durch eine zusätzliche Abdeckung des Insulinbedarfs mit Normalinsulin erfolgen kann. Bei Flügen Richtung Osten – und dadurch einer Verkürzung des Tages – sollte zur Vermeidung eines Insulinüberschusses die Insulindosis bereits vorab um ca. 25% reduziert werden.

Details sollten Sie mit Ihrem behandelnden Arzt vor dem Flug besprechen. Weiters ist zu beachten, dass Insulinvorräte vor Hitze und vor Frost geschützt werden und auch im Urlaub richtig gelagert werden müssen. Auch das Blutzuckermessen kann bei extremen Klimabedingungen schwierig sein, da Teststreifen sowohl vor extremer Hitze als auch Kälte geschützt werden müssen.

GESCHLECHTSSPEZIFISCHE ASPEKTE

Neben verschiedenen Problemen rund um Kinderwunsch und Schwangerschaft sind auch verschiedene andere geschlechtsspezifische Probleme bekannt. So wurde etwa festgestellt, dass bei Frauen im Rahmen ihres Zyklus vor allem rund um den Eisprung und vor der Menstruation stärkere Blutzuckerschwankungen aufgrund der hormonellen Veränderungen möglich sind. Hier sollte eine individuelle Anpassung der Insulintherapie an die jeweiligen Blutzuckerprofile erfolgen. Auch nach der Menopause kann es zu stärkeren Veränderungen kommen, die wiederum eine Anpassung der blutzuckersenkenden Therapie notwendig machen.

Weiters ist in vielen Studien beobachtet worden, dass Frauen schwerer ihre Zielwerte für HbA1c, Blutdruck, LDL-Cholesterin sowie Gewicht erreichen als Männer, insbesondere nach der Menopause. Hier ist eine entsprechende Schulung und Anpassung des therapeutischen Programms notwendig.

Aktuelle Untersuchungen haben gezeigt, dass vor allem Frauen von personalisierter Diabetestherapie und langfristigen Schulungsprogrammen profitieren können. Diabetes erhöht im Vergleich zu Personen gleichen Geschlechts mit unauffälligem Zuckerstoffwechsel das Herz-Kreislauf-Risiko für Frauen mehr als für Männer. Deshalb ist bei Frauen auch bei unspezifischen Symptomen an die Abklärung einer Koronaren Herzkrankheit zu denken und sind entsprechend genaue Tests durchzuführen.

Um das Risiko von Frauen zu vermindern und ihre gesunden Lebensjahre zu erhöhen, werden in Zusammenarbeit mit der MedUni Wien in einem Gesundheitsressort ausschließlich für Frauen Zielgruppen-spezifische Vorsorge- und Gesundheitsprogramme angeboten (www.lapura.at). Dabei wird auch das höhere Stoffwechselrisiko von Frauen in den unterschiedlichen Lebensphasen berücksichtigt und auf Prävention mit spezifischen Ernährungs- und einer Vielzahl von unterschiedlichen Bewegungsprogrammen besonderer Wert gelegt.

Hinsichtlich Medikamenten ist anzumerken, dass Pioglitazon bei älteren Frauen insbesondere, wenn bereits eine Osteoporose vorliegt, vermieden werden sollte, da bei ihnen häufiger Knochenbrüche auftreten können. Weiters ist die Verwendung von ACE-Hemmern bei Frauen häufiger mit Husten und anderen Nebenwirkungen verbunden. Hier kann auf andere Medikamente, die das Renin-Angiotensin-System blockieren (AT-Rezeptor-Blocker), ausgewichen werden. Aspirin schützt in der Prävention Männer besser als Frauen vor einem erstmaligen Herzinfarkt, dafür sind Frauen durch Aspirin vor Schlaganfällen etwas besser geschützt als Männer. Die neuen Cholesterinsenker (Power-Statine), die die Cholesterinbildung vermindern, sind gleich effektiv bei Männern und Frauen. Frauen neigen allerdings etwas häufiger zu Nebenwirkungen und Unverträglichkeiten. Eine neue Medikamentenklasse (PCSK9-Hemmer), die die Aufnahme von LDL-Cholesterin in die Leberzellen verbessert, kann hier in Zukunft von Vorteil sein und auch kombiniert werden.

WELCHES KREBSRISIKO HABEN PATIENTEN MIT DIABETES?

Im Allgemeinen wird bei Menschen mit Diabetes eine höhere Rate von Krebserkrankungen festgestellt. Dies beruht teilweise auf dem oft gleichzeitig vorliegenden Übergewicht, teilweise auf hohen Blutzuckerwerten, teilweise sind die Ursachen jedoch unklar. Aufgrund des etwas höheren Risikos für Krebserkrankungen – insbesondere für Brustkrebs, Leberkrebs, eine Krebserkrankung der Bauchspeicheldrüse sowie bei Frauen auch für andere hormonsensitive

Tumore wie Gebärmutterkarzinom und Ovarialkarzinom – ist insbesondere Menschen mit Diabetes die Durchführung der empfohlenen Screeninguntersuchungen für Krebs zu empfehlen:

- Bei Frauen sollten regelmäßig eine Mammographie und ein PAP-Abstrich sowie ab 50 Jahren eine Darmspiegelung durchgeführt werden.
- Bei Männern ist bereits ab 45 Jahren an die Durchführung einer Colonoskopie (Darmspiegelung) zu denken. Diabetiker haben im Allgemeinen ein etwas niedrigeres Risiko für Prostatakrebs als Nicht-Diabetiker.

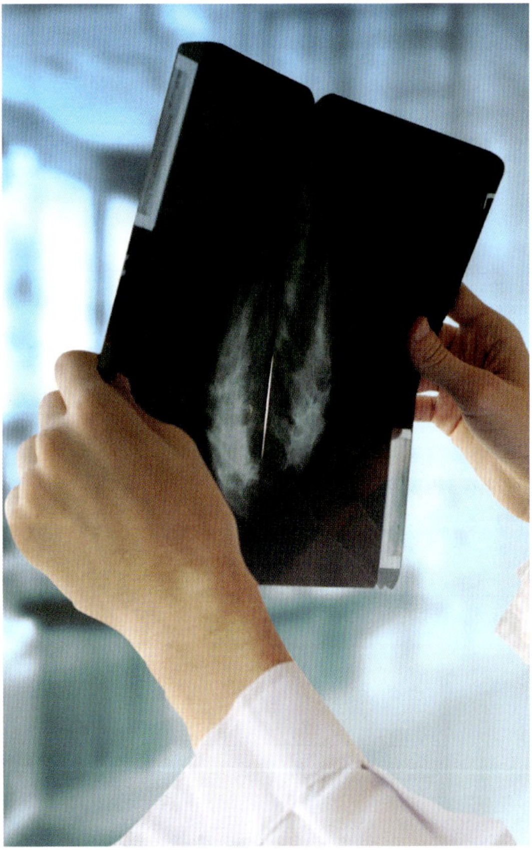

Abb. 47: Menschen mit Diabetes haben ein erhöhtes Risiko für Krebserkrankungen, insbesondere für Brustkrebs. Daher ist es ratsam, regelmäßig zur Mammographie zu gehen.

WAS MACHE ICH BEI ERBRECHEN ODER NAHRUNGSKARENZ?

Falls Sie unter Erbrechen leiden oder aus anderen Gründen längere Zeit keine Mahlzeiten zu sich nehmen können, ist Ihre blutzuckersenkende Therapie entsprechend anzupassen. Das bedeutet, dass im Fall einer Insulintherapie lediglich Basalinsulin in geringerem Ausmaß verabreicht werden soll (kein Essensinsulin) bzw. im Fall einer Therapie mit Tabletten, die Sulfonylharnstoffe bzw. Glinide enthalten und deren Einnahme zu Unterzuckerungen führen kann, pausiert werden soll.

WAS IST BEI EINER OPERATION ZU BEACHTEN?

Falls eine Operation bevorsteht, sollten Sie mit dem behandelnden Arzt die Anpassung der Diabetestherapie besprechen. Die Blutzuckereinstellung sollte **vor der Operation** optimiert werden, damit der Heilungsprozess bestmöglich verläuft. Eine Therapie mit Metformin sollte rund um die Operation vermieden werden. Diese soll postoperativ bei unauffälliger Nierenfunktion wieder begonnen werden. Ebenso sollte bei Untersuchungen mit Kontrastmittelgabe die Einnahme von Metformin kurzfristig unterbrochen und erst nach einer Kontrolle der Nierenfunktion wieder aufgenommen werden. Beide Maßnahmen können nämlich mit einer deutlichen Verschlechterung der Nierenfunktion einhergehen und in diesem Fall kann Metformin auch zu Nebenwirkungen führen.

KÖRPERLICHE AKTIVITÄT, BEWEGUNG, SPORT

Bewegungsmangel wird als „Zivilisationsphänomen“ bezeichnet und ist ein wichtiger Risikofaktor für Erkrankungen wie Diabetes, Bluthochdruck oder Übergewicht. Der gesundheitliche Nutzen von körperlicher Aktivität reicht von einem gesunden Körpergewicht über ein intaktes Herz und Immunsystem bis hin zu Stressabbau. Außerdem macht Bewegung Spaß und bringt Erfolgserlebnisse sowie soziale Kontakte.

Körperliche Aktivität ist deshalb ein wesentlicher Bestandteil der Basistherapie bei allen Patienten mit Diabetes. Eine solche Therapie sollte neben einer Ernährungsumstellung auch vermehrte körperliche Aktivität beinhalten. Dabei sind die gleichzeitig bestehenden Zusatzerkrankungen und der allgemeine Gesundheitszustand zu beachten. Wenn möglich, sollte regelmäßig sowohl Ausdauer- als auch Krafttraining betrieben werden.

150 Minuten Bewegung pro Woche werden sowohl in der Prävention als auch in der Basisbehandlung empfohlen. Vermehrte körperliche Aktivität kann nicht nur einer Diabeteserkrankung vorbeugen, sondern auch die Diabetesbehandlung erleichtern und zu einer Verbesserung der Blutzucker-, Blutfett- und Blutdruckwerte beitragen. Außerdem haben viele Untersuchungen gezeigt, dass vermehrte körperliche Aktivität auch ein guter Schutz für Osteoporose ist und Herz-Kreislauf-Erkrankungen sowie Depressionen vorbeugen kann. Wie auch bei Krebserkrankungen ist regelmäßige körperliche Aktivität vorbeugend wirksam. Selbst wenn durch vermehrte körperliche Aktivität keine Gewichtsreduktion erzielt werden kann, können sich Insulinempfindlichkeit und Blutzuckerwerte verbessern.

Bereits regelmäßiges Spazierengehen kann einen positiven Beitrag zum Gesundheitszustand leisten. Jede Gelegenheit sollte genutzt werden, um körperlich aktiv zu sein, denn jede Bewegung ist besser als keine Bewegung. Die österreichischen Empfehlungen fordern für einen gesundheitlichen Nutzen pro Woche 150 Minuten (2½ Stunden) körperliche Aktivität mit mittlerer oder 75 Minuten (1¼ Stunden) mit höherer Intensität. Mittlere Intensität bedeutet, dass während der Bewegung noch gesprochen, nicht aber gesungen werden kann. Dazu zählen Nordic Walking, Wandern, Wassergymnastik oder Tanzen. Bei körperlicher Aktivität mit höherer Intensität sind nur noch kurze Wortwechsel möglich, wie zum Beispiel beim Jogging, Skilanglaufen, schnellem Radfahren, Bergwandern oder Schwimmen. Langsames Gehen, wie wir es beim Einkaufen oder Spazierengehen tun, wird hier nicht dazugezählt und als Basisaktivität bezeichnet. Die Aktivitäten sollten idealerweise auf mehrere Tage pro Woche aufgeteilt werden. Zusätzlich wird empfohlen, an zwei oder mehr Tagen pro Woche muskelkräftigende Übungen durchzuführen, bei denen die großen Muskelgruppen beansprucht werden. Ältere Menschen sollten zusätzlich Übungen durchführen, die das Gleichgewichtsvermögen erhalten oder verbessern, um die Sturzgefahr zu reduzieren.

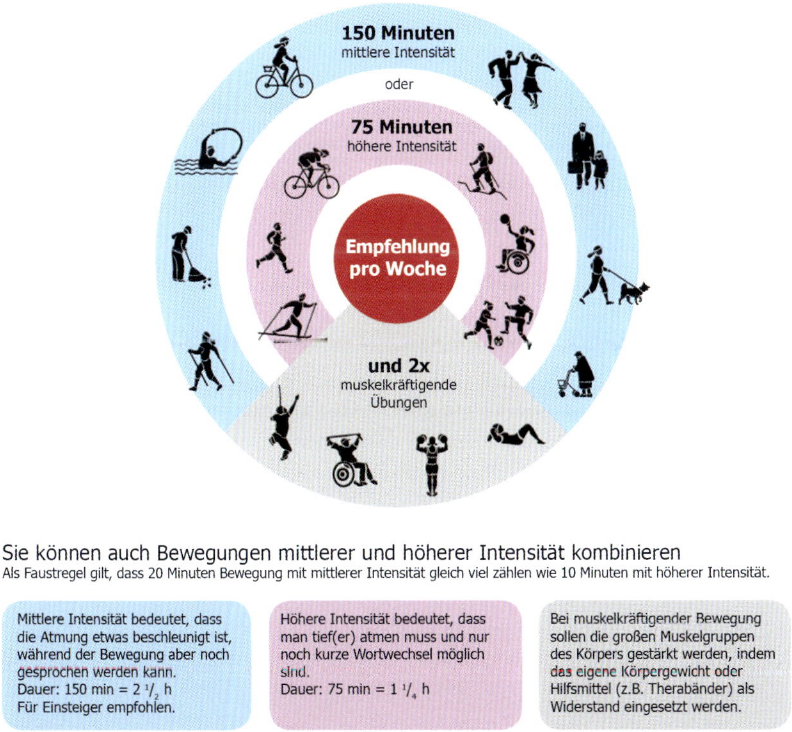

Abb. 48: Österreichische Empfehlungen für gesundheitswirksame Bewegung (Bundesministerium für Gesundheit, Gesundheit Österreich GmbH, Geschäftsbereich Fonds Gesundes Österreich).

Die letzte österreichische Gesundheitsbefragung hat ergeben, dass nur rund ein Viertel der Erwachsenen die aktuellen Bewegungsempfehlungen erfüllen. Gerade für Sporteinsteiger sind diese Vorgaben schwer umzusetzen. Hier können standardisierte Bewegungsprogramme einen wichtigen Beitrag für Ihre Gesundheit leisten.

Wollen Sie wirklich etwas für Ihre Gesundheit tun, so ist eine höhere Intensität notwendig. In diesem Fall sollten Sie mit den behandelnden Ärzten ein Trainingsprogramm in Anpassung an den individuellen Gesundheits- und Leistungszustand besprechen. In jedem Fall sollten Sie vor der Ausübung einer sportlichen Aktivität den Blutzucker kontrollieren, da durch körperliche Aktivität der Blutzucker absinken kann und gefährliche Unterzuckerungen auftreten können, wenn keine Zusatzbroteinheiten (Sport-BE) zugeführt werden. Andererseits ist sportliche Aktivität bei sehr hohen Blutzuckerwerten ebenfalls kontraindiziert, da für die sportliche Aktivität auch ein gewisser Insulinspiegel für die Energieversorgung notwendig ist. Bei Insulinmangel kann Sport auch gefährlich sein. Bei sehr starker Belastung kann der Blutzucker auch noch Stunden nach Anstrengung – vor allem nächtlich (z. B. nach Ski-Touren) – abfallen, sodass die Insulintherapie abends entsprechend angepasst werden sollte.

Für sportlich Aktive empfiehlt es sich, an einem Schulungsprogramm teilzunehmen, in dem über die Selbstanpassung der Therapie bei sportlichen Aktivitäten genau informiert wird.

In den österreichischen Pilotprojekten „Aktiv Bewegt“ und „GEHE Adipositas“ wurden strukturierte standardisierte Bewegungsprogramme für Menschen mit Typ-2-Diabetes oder Adipositas entwickelt – in Zusammenarbeit der MedUni Wien und der Sportunion. Die Kurse entsprechen klaren Qualitätskriterien und werden von speziell ausgebildeten Übungsleitern zweimal die Woche in Sportvereinen durchgeführt. Das Bewegungsangebot wird hauptsächlich von Einsteigern oder Wiedereinsteigern besucht, und so macht das Training unter Gleichgesinnten auch richtig Spaß.

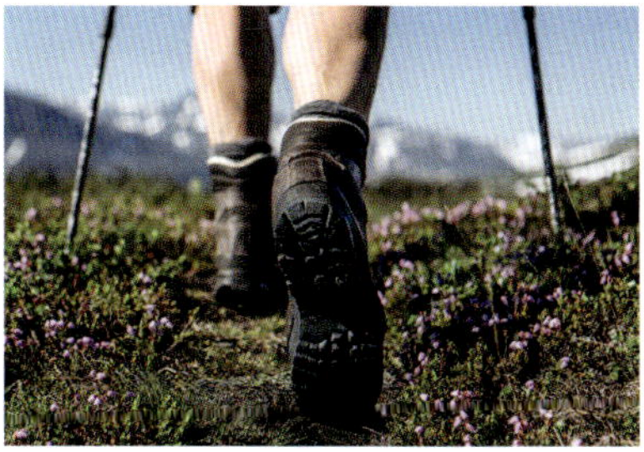

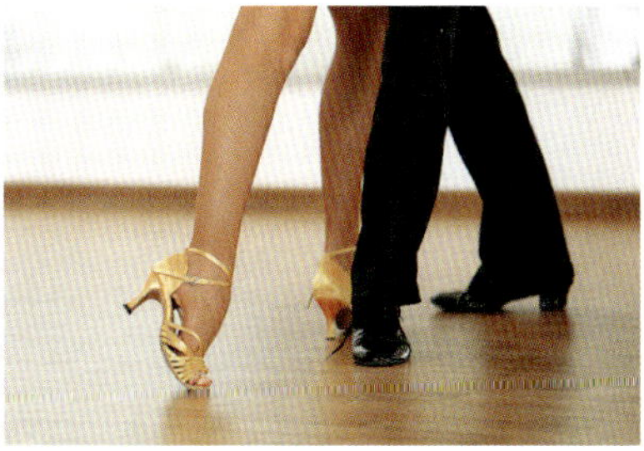

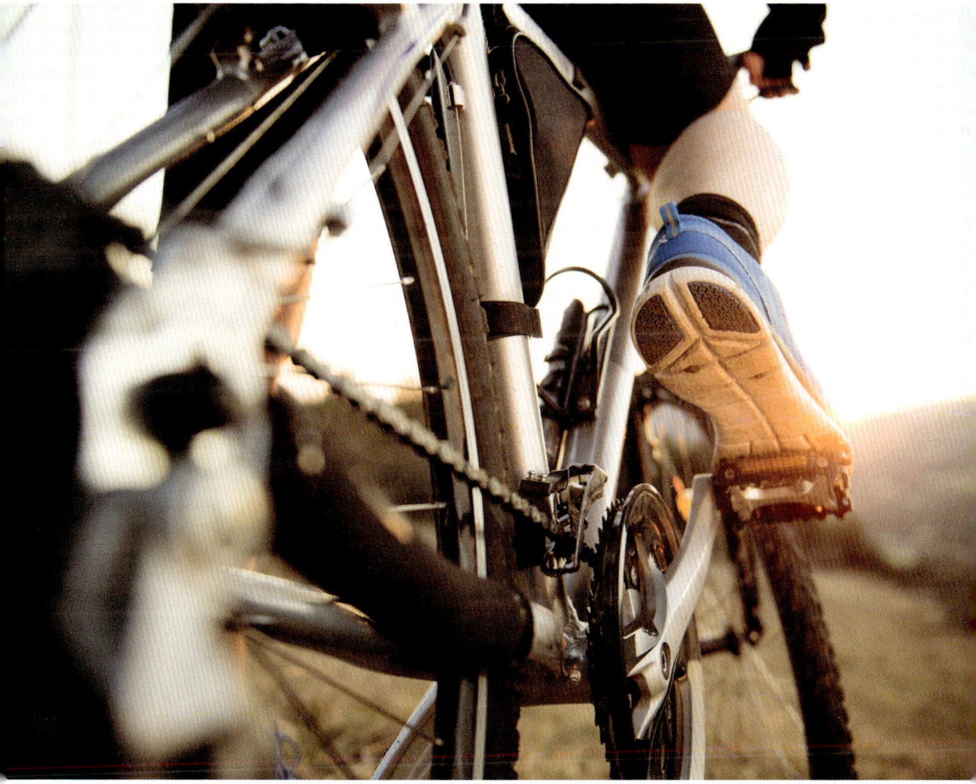

Abb. 49–51: Körperliche Aktivität ist ein wesentlicher Bestandteil der Basistherapie bei allen Patienten mit Diabetes. Motto: Jede Bewegung ist besser als keine Bewegung – dazu zählen auch Wandern, Tanzen oder Radfahren.

Projekte wie „SVA Bewegt“ (http://sva.bewegungsprogramm.at) oder „Jackpot“ (www.jackpot.fit) bieten zielgruppenspezifisch standardisierte Bewegungsangebote, die zu einer Verbesserung von Fitness und Leistungsfähigkeit führen. Des Weiteren bietet die ÖDG eine „Bewegungsbox“ (www.bewegungsbox.at) an, die nicht nur Informationen zu und Tipps für mehr Bewegung liefert, sondern auch die Dokumentation der Bewegung erleichtert.

Darüber hinaus gibt es in Österreich mehr als 8.000 allgemeine Bewegungsangebote der regionalen Sportvereine. Mit 140 verschiedenen Sportarten wird die Freude an der Bewegung erlebbar gemacht. Bei diesem vielfältigen Sportangebot ist bestimmt für jeden etwas dabei!

ZUSAMMENFASSUNG

Unterschiedlichste Situationen erfordern eine Anpassung der Medikation: Infekte und Entzündungen, Erbrechen oder Nahrungskarenz, bestimmte Therapien wie etwa Cortison, Operationen, Zeitverschiebung aufgrund von Flugreisen. Hinzu kommen noch das höhere Krebsrisiko von Diabetikern und geschlechtsspezifische Aspekte, die berücksichtigt werden müssen.

Selbst körperliche Aktivität – ein wichtiger Bestandteil der Therapie – kann Probleme verursachen.

Aus diesem Grund sollte jeder Diabetiker mit seinem behandelnden Arzt über solche Situationen reden und regelmäßig Schulungen besuchen.

ROUTINE-CHECK-UPS UND LEBENSSTIL

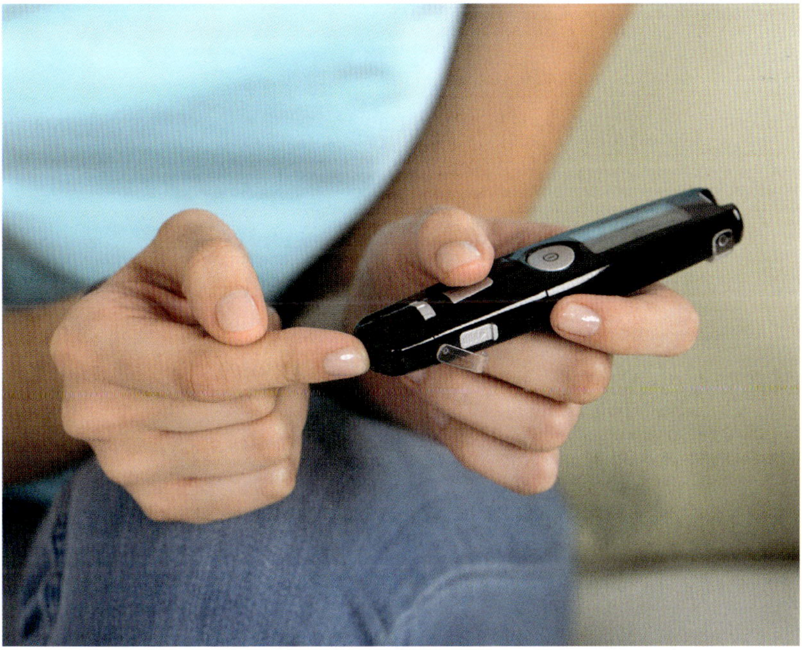

Abb. 52: Neben der Gewichts- und Blutdruckkontrolle ist die Blutzuckermessung eine der wichtigsten Maßnahmen der Selbstkontrolle.

Was soll wann überprüft werden?	
monatliche Kontrollen	• Körpergewicht, Blutdruck • Blutzucker nüchtern und 90–120 Minuten nach den Mahlzeiten • Häufigkeit von Unterzuckerungen
vierteljährliche Kontrollen	• HbA1c • Fußinspektion • bei beginnender Nierenfunktionseinschränkung: Harnalbumin und glomeruläre Filtrationsrate / Albumin-Kreatinin-Ratio
jährliche Kontrollen	• EKG • Netzhautveränderungen (Fundus) • Lipidstatus – Blutfette (LDL-Cholesterin, HDL-Cholesterin, Triglyzeride) • Harnalbumin • Sensibilität und Durchblutung der Füße • Überprüfung der Nerven • Überprüfen auf Vorliegen einer Depression • Zahnstatus, Mundhygiene
bei Diagnosestellung zusätzlich	• Gefäßuntersuchungen • Überprüfung der Herz-Kreislauf-Funktion (Ultraschall der Halsschlagader, der Beingefäße, eventuell Ergometrie oder Stress-Echo oder Herz-Scintigraphie, Ultraschall des Herzens etc.) • Schilddrüsenfunktionsuntersuchung (TSH) • Leberfunktionsparameter-Überprüfung (Fettleber ist bei Diabetes häufig) • Hörtest speziell bei älteren Patienten
Selbstkontrolle	• Blutzuckerselbstmessungen nüchtern und 90–120 Minuten nach den Mahlzeiten • Blutdruck • Gewicht • Fußpflege/-inspektion

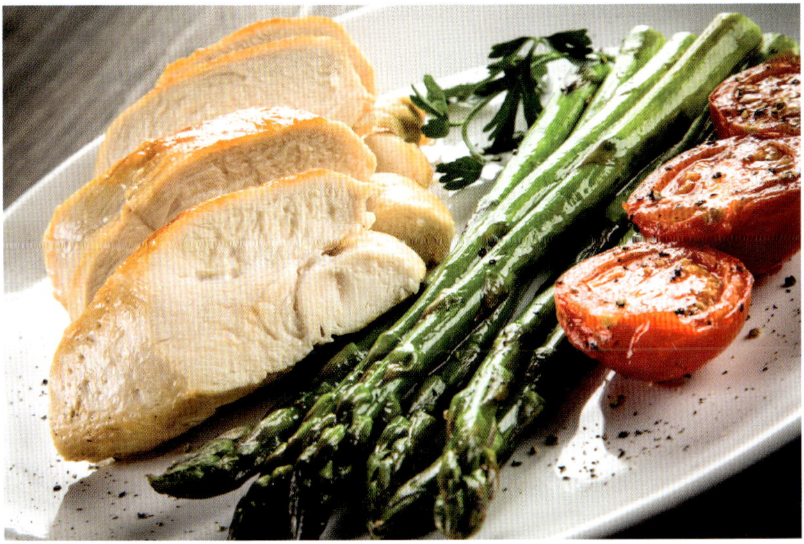

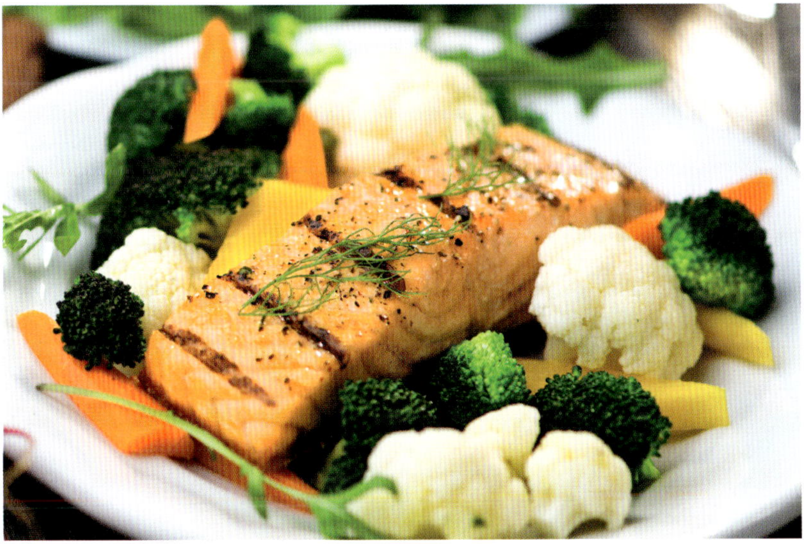

Abb. 53 und 54: Fisch oder Huhn mit viel Gemüse und frischen Kräutern – eine schmackhafte und gesunde Alternative.

Ziele einer Lebensstiländerung	
Body Mass Index (BMI)	optimal: 18,5 kg/m² bis 25 kg/m² ausreichend: unter 27 kg/m²
Bauchumfang	Männer: unter 102 cm Frauen: unter 88 cm
Nikotin	Stopp
Bewegung	3–7-mal pro Woche 30–60 Minuten Ausdauertraining (insgesamt mindestens 150 Minuten); Zusätzlich 2–3-mal pro Woche 30 Minuten Krafttraining
Ernährung	
Kohlenhydrate	Kohlenhydratquellen mit hohem Ballaststoffanteil sollten bevorzugt werden (dazu zählen Gemüse, Hülsenfrüchte, Vollkornprodukte, verschiedene Obstsorten – wobei bei Obst auf den Zuckergehalt geachtet werden muss).
Fett	Neben der Beschränkung der Zufuhr sollte auch auf die Fettqualität geachtet werden.
Protein	Magere Fleischsorten, Fisch und pflanzliche Eiweißquellen sollten bevorzugt werden.
Vitamine und Spurenelemente	Lebensmittel reich an Vitaminen und Spurenelementen sind zu bevorzugen.
Salz	Die Salzzufuhr sollte auf maximal 5 g pro Tag eingeschränkt werden.
Alkohol	Alkohol sollte auf einen geringen bis moderaten Konsum reduziert werden.

LITERATURANGABEN

Abrahamian H, Kautzky-Willer A, Riessland-Seifert A, Fasching P, Ebenbichler C, Hofmann P, Toplak H. Positionspapier: Psychische Erkrankungen und Diabetes mellitus. Wien Klin Wochenschr. 2016; 128(Suppl 2):170-8.

Abrahamian H, Kautzky-Willer A. Sexualität bei Übergewicht und Adipositas. Wien Med Wochenschr. 2016; 166(3-4):121-8.

American Diabetes Association. Standards of Medical Care in Diabetes – 2016. Diabetes Care. 2016; 39(Suppl 1):S1-112.

Bundesärztekammer (BÄK), Kassenärztliche Bundesvereinigung (KBV), Arbeitsgemeinschaft der Wissenschaftlichen Medizinischen Fachgesellschaften (AWMF) (Hg.). Patientenleitlinie zur nationalen Versorgungsleitlinie Nierenerkrankungen bei Diabetes im Erwachsenenalter. Version 1.0. 2012 [Stand: 29. Februar 2016]. URL: http://www.versorgungsleitlinien.de/patienten/pdf/nvl-t2dm-nephropathie-patienten-1.0.pdf

Bundesärztekammer (BÄK), Kassenärztliche Bundesvereinigung (KBV), Arbeitsgemeinschaft der Wissenschaftlichen Medizinischen Fachgesellschaften (AWMF) (Hg.). Patientenleitlinie zur nationalen Versorgungsleitlinie Nervenschädigungen bei Diabetes. Version 1. 2014 [Stand: 29. Februar 2016]. URL: http://www.diabetes.versorgungsleitlinien.de/dm2_neuro

Centers for Disease Control and Prevention. State Indicator Report on Physical Activity, 2010. Atlanta: U.S. Department of Health and Human Services. 2010 [Stand: 23. Februar 2016]. URL: http://www.cdc.gov/physicalactivity/downloads/PA_State_Indicator_Report_2010.pdf

Clodi M, Abrahamian H, Drexel H, Fasching P, Föger B, Francesconi C, Hoppichler F, Kaser S, Kautzky-Willer A, Lechleitner M, Ludvik B, Prager R, Fröhlich-Reiterer E, Roden M, Säly C, Schernthaner G, Sourij H, Toplak H, Wascher T C, Weitgasser R. Antihyperglykämische Therapie bei Diabetes mellitus Typ 2. Grundsatz Statement. Wien Klin Wochenschr. 2016; 128(Suppl 2):45-53.

Deutsches Diabetes-Zentrum DDZ Düsseldorf. Diabetes Fachthemen. Düsseldorf. 2016 [Stand: 29. Februar 2016]. URL: http://www.diabetes-heute.uni-duesseldorf.de/fachthemen/

Fasching P, Huber J, Clodi M, Abrahamian H, Ludvik B. Positionspapier: Operation und Diabetes mellitus. Wien Klin Wochenschr. 2016; 128(Suppl 2):179-83.

Fölsch UR, Kochsiek K, Schmidt RF. Pathophysiologie. 1. Berlin Heidelberg: Springer-Verlag; 2000.

Griebler R, Geißler W, Winkler P (Hg.). Zivilisationskrankheit Diabetes: Ausprägungen – Lösungsansätze – Herausforderungen. Österreichischer Diabetesbericht 2013. Wien: Bundesministerium für Gesundheit; 2013.

Inzucchi S E, Bergenstal R M, Buse J B, Diamant M, Ferrannini E, Nauck M, Peters AL, Tsapas A, Wender R, Matthews D R. Management of hyperglycemia in type 2 diabetes, 2015: a patient-centered approach: update to a position statement of the American Diabetes Association and the European Association for the Study of Diabetes. Diabetes Care. 2015; 38(1):140-9.

Kautzky-Willer A, Abrahamian H, Weitgasser R, Fasching P, Hoppichler F, Lechleitner M. Geschlechtsspezifische Aspekte für die klinische Praxis bei Prädiabetes und Diabetes mellitus. Wien Klin Wochenschr. 2016; 128 (Suppl 2):151-8.

Kautzky-Willer A, Bancher-Todesca D, Weitgasser R, Prikoszovich T, Steiner H, Shnawa N, Schernthaner G, Birnbacher R, Schneider B, Marth C, Roden M, Lechleitner M. The impact of risk factors and more stringent diagnostic criteria of gestational diabetes on outcomes in central European women. J Clin Endocrinol Metab. 2008; 93(5):1689-95.

Kautzky-Willer A, Harreiter J, Bancher-Todesca D, Berger A, Repa A, Lechleitner M, Weitgasser R. Gestationsdiabetes (GDM). Wien Klin Wochenschr. 2016; 128(Suppl 2):103-12.

Kautzky-Willer A, Harreiter J, Weitgasser R, Lechleitner M. Gravidität bei vorbestehendem Diabetes für die Leitlinien für die Praxis (AG Diabetes und Schwangerschaft der ÖDG). Wien Klin Wochenschr. 2016; 128(Suppl 2):113-8.

Kleinwechter H, Bührer C, Hunger-Battefeld W, Kainer F, KautzkyWiller A, Pawlowski B, Reiher H, Schäfer-Graf U, Sorger M. Patientenversion der Leitlinie der Deutschen Diabetes-Gesellschaft. Diabetes und Schwangerschaft. In: Scherbaum W, Haak T (Hg.). 2008 [Stand: 29. Februar 2016]. URL: http://www.deutsche-diabetes-gesellschaft.de/fileadmin/Redakteur/Leitlinien/Patientenleitlinien/PatL_Schwangerschaft_2008.pdf

Kleinwechter H, Schäfer-Graf U, Bührer C, Hoesli I, Kainer F, Kautzky-Willer A, Pawlowski B, Schunck K, Somville T and Sorger M. Leitlinie für Patientinnen, Schwangere und Interessierte zu Diagnostik, Behandlung und Nachsorge der Deutschen Diabetes-Gesellschaft (DDG) und der Deutschen Gesellschaft für Gynäkologie und Geburtshilfe (DGGG). Schwangerschaftsdiabetes (Gestationsdiabetes). In: Kellerer M, Matthaei S, Kreienberg R (Hg.). 2012 [Stand: 29. Februar 2016]. URL: http://www.deutsche-diabetes-gesellschaft.de/fileadmin/Redakteur/Leitlinien/Patientenleitlinien/GDM_Patienten_LL_END_2012_04_17.pdf

Klimont J, Kytir J, Leitner B. Österreichische Gesundheitsbefragung 2006/07. Hauptergebnisse und methodische Dokumentation. Wien: Statistik Austria im Auftrag vom Bundesministerium für Gesundheit, Familie und Jugend und der Bundesagentur. 2007 [Stand: 29. Februar 2016]. URL: http://www.statistik.at/wcm/idc/idcplg?IdcService=GET_NATIVE_FILE&dDocName=030197

Knowler W C, Barrett-Connor E, Fowler S E, Hamman R F, Lachin J M, Walker E A, Nathan D M. Reduction in the incidence of type 2 diabetes with lifestyle intervention or metformin. N Engl J Med. 2002; 346(6):393-403.

Lackinger C, Lamprecht T, Winhofer Y, Kosi L, Kautzky-Willer A. Recruitment of patients with type 2 diabetes for target group specific exercise programs at an Outpatient Department of a Medical University: A factor analysis. Wien Klin Wochenschr. 2011; 123(11-12):350-3.

Lechleitner M, Abrahamian H, Francesconi M, Kofler M. Die diabetische Neuropathie. Wien Klin Wochenschr. 2016; 128(Suppl 2):73-9.

Lechleitner M, Abrahamian H, Francesconi M, Sturm W, Köhler G. Diabetischer Fuß. Wien Klin Wochenschr. 2016; 128(Suppl 2):80-4.

Lechleitner M, Roden M, Weitgasser R, Ludvik B, Fasching P, Hoppichler F, Kautzky-Willer A, Schernthaner G, Prager R, Wascher T C. Insulintherapie bei Diabetes mellitus. Wien Klin Wochenschr. 2016; 128(Suppl 2):54-61.

NIH National Eye Institute. Diabetic Eye Disease. 2015 [Stand: 29. Februar 2016]. URL: https://nei.nih.gov/health/diabetic/

Radda S, Bolz M, Egger S, Gasser-Steiner V, Kralinger M, Mennel S, Scholda C, Stolba U, Wedrich A, Krepler K.. Diagnose, Therapie und Verlaufskontrolle der diabetischen Augenerkrankung. Wien Klin Wochenschr. 2016; 128(Suppl 2):97-102.

Ryden L, Grant P J, Anker S D, Berne C, Cosentino F, Danchin N, Deaton C, Escaned J, Hammes H P, Huikuri H, Marre M, Marx N, Mellbin L, Ostergren J, Patrono C, Seferovic P, Uva M S, Taskinen M R, Tendera M, Tuomilehto J, Valensi P, Zamorano J L, Achenbach S, Baumgartner H, Bax J J, Bueno H, Dean V, Erol C, Fagard R, Ferrari R, Hasdai D, Hoes A W, Kirchhof P, Knuuti J, Kolh P, Lancellotti P, Linhart A, Nihoyannopoulos P, Piepoli M F, Ponikowski P, Sirnes P A, Tamargo J L, Torbicki A, Wijns W, Windecker S, De Backer G, Ezquerra E A, Avogaro A, Badimon L, Baranova E, Betteridge J, Ceriello A, Funck-Brentano C, Gulba D C, Kjekshus J K, Lev E, Mueller C, Neyses L, Nilsson P M, Perk J, Reiner Z, Sattar N, Schachinger V, Scheen A, Schirmer H, Stromberg A, Sudzhaeva S, Viigimaa M, Vlachopoulos C, Xuereb R G. ESC Guidelines on diabetes, pre-diabetes, and cardiovascular diseases developed in collaboration with the EASD: the Task Force on diabetes, pre-diabetes, and cardiovascular diseases of the European Society of Cardiology (ESC) and developed in collaboration with the European Association for the Study of Diabetes (EASD). Eur Heart J. 2013; 34(39):3035-87.

Schindler K, Brix J, Dämon S, Hoppichler F, Kruschitz R, Toplak H, Ludvik B. Ernährungsempfehlungen bei Diabetes mellitus. Wien Klin Wochenschr. 2016; 128(Suppl 2):131-6.

Schütz-Fuhrmann I, Rami-Merhar B, Hofer S, Stadler M, Bischof M, Zlamal-Fortunat S, Laimer M, Weitgasser R, Prager R. Kontinuierliche Glukosemessung (CGM – Continuous Glucose Monitoring) bei Diabetes mellitus. Wien Klin Wochenschr. 2016; 128(Suppl 2):184-7.

Sourij H, Edlinger R, Prischl F, Auinger M, Kautzky-Willer A, Säemann MD, Prager R, Clodi M, Schernthaner G, Mayer G, Oberbauer R, Rosenkranz AR., Schernthaner G. Diabetische Nierenerkrankung – Update 2016. Wien Klin Wochenschr. 2016; 128(Suppl 2):85-96.

Stadler M, Zlamal-Fortunat S, Schütz-Fuhrmann I, Rami-Merhar B, Fröhlich-Reiterer E, Hofer S, Mader J, Resl M, Kautzky-Willer A, Weitgasser R, Prager R, Bischof M. Insulinpumpentherapie bei Kindern, Jugendlichen und Erwachsenen. Wien Klin Wochenschr. 2016; 128(Suppl 2):188-95.

The EUGenMed, Cardiovascular Clinical Study Group, Regitz-Zagrosek V, Oertelt-Prigione S, Prescott E, Franconi F, Gerdts E, Foryst-Ludwig A, Maas A H, Kautzky-Willer A, Knappe-Wegner D, Kintscher U, Ladwig K H, Schenck-Gustafsson K, Stangl V. Gender in cardiovascular diseases: impact on clinical manifestations, management, and outcomes. Eur Heart J. 2015; 37(1):24-34.

Titze S, Ring-Dimitriou S, Schober P, Halbwachs C, Samitz G, Miko H, Lercher P, Stein K, Gäbler C, Bauer R, Gollner E, Windhaber J, Bachl N, Dorner T, Arbeitsgruppe Körperliche Aktivität Bewegung Sport der Österreichischen Gesellschaft für Public Health. Österreichische Empfehlungen für gesundheitswirksame Bewegung. Wien: Bundesministerium für Gesundheit, Gesundheit Österreich GmbH, Geschäftsbereich Fonds Gesundes Österreich. 2010 [Stand: 29. Februar 2016]. URL: http://www.fgoe.org/presse-publikationen/downloads/wissen/bewegungsempfehlungen/2012-10-17.1163525626

Wascher TC, Paulweber B, Toplak H, Säly CH, Drexel H, Föger B, Hoppichler F. Lipide: Diagnostik und Therapie bei Diabetes mellitus Typ 2. Wien Klin Wochenschr. 2016; 128(Suppl 2):68-70.

Weitgasser R, Niebauer J. Lebensstil: Diagnostik und Therapie. Wien Klin Wochenschr. 2012; 124(Suppl 2):7-9.

Winhofer Y, Tura A, Prikoszovich T, Winzer C, Schneider B, Pacini G, Luger A, Kautzky-Willer A. The impact of recurrent gestational diabetes on maternal metabolic and cardiovascular risk factors. Eur J Clin Invest. 2013; 43(2):190-7.

WHO. European cardiovascular disease statistics 2008. Geneva. 2008.

BILDNACHWEIS

Fonds Gesundes Österreich: Abb. 48

MedUni Wien: Abb. 13, 27, 28, 31, 33–34, 37, 43

MedUni Wien/A. Kawka: 20, 26, 29–30, 32, 35, 42

MedUni Wien/F. Matern: Autorinnenfotos (Buchrückseite und S. 11)

Petry & Schwamb: Buchcover (unter Verwendung eines Motivs von istockphoto.com/Dominik Pabis), Abb. 6, 15, 16, 25

Shutterstock: Abb. 1–5, 7–12, 14, 17–19, 21–24, 36, 38–41, 44–47, 49–54